名医が答える!

変形性膝関節症《へんけいせいひざかんせつしょう》
治療大全

高知大学医学部整形外科教授
池内昌彦　監修

講談社

はじめに

シニア世代に近づくにつれ、膝の痛みや動かしにくさなどの不調を抱えている人が増えてきます。「膝が痛いのは当たり前のこと」「歳をとったのだからしかたない」と思っている人は多いのではないでしょうか。

膝の痛みの原因で最も多いのが、「変形性膝関節症」です。変形性膝関節症は40歳以上で半数程度にみられるともいわれています。加齢や生活習慣などの影響で膝関節の軟骨がすり減って、痛みや動かしにくさといった症状が現れるのです。しかも困ったことに、すり減ってしまった軟骨や関節の変形は自然に治ることはありません。そのままにしておくと徐々に進行していきます。

膝は想像以上に大切な部位です。立ち座りなどの日常動作をはじめ、歩いたり走ったり、自立した生活を送るうえで重要な役割を果たしています。その膝に不調があると、「思うように仕事や家事ができない」「好きな趣味やスポーツができない」「外出がおっくうになる」など生活に支障が出ることがあります。そうして知らず知らずのうちに我慢して生活することに慣れてしまうこともあります。

〝人生100年時代〟といわれている今、やりたいことをがまんしながら過ごすのではなく、楽しみながら過ごしていきたいものです。遠慮せず、整形外科へ相談していただきたいと思います。

変形性膝関節症は治療で痛みを軽減し、進行を食い止めることができます。運動や生活改善など、日々の生活のなかでできることもあります。病院で診断を受けたあと、何十年も自分で上手に膝の状態をコントロールしている人もいます。治療法も進歩し、選択肢も多くなりました。

本書では、Q&A形式で変形性膝関節症や治療に関する疑問や悩みにお答えしながら、膝の状態を改善する方法を解説しています。気になるところだけお読みいただいてもけっこうです。本書で疑問や不安を解消し、大切な膝を守って、イキイキと自分らしい生活を続けていくお手伝いができれば幸いです。

高知大学医学部整形外科教授
池内 昌彦

名医が答える！　変形性膝関節症　治療大全　もくじ

1　この痛み、どうして起こる？　進行するの？

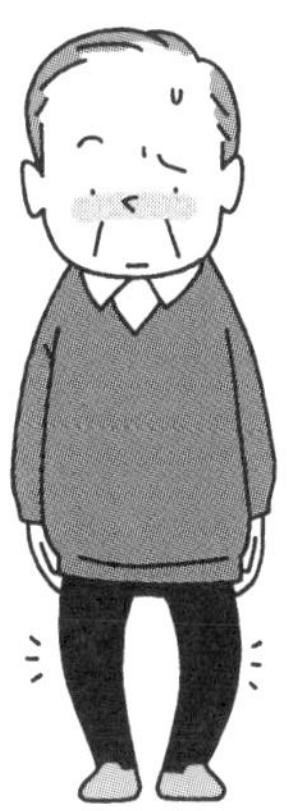

2 受診から治療方法を決めるまで

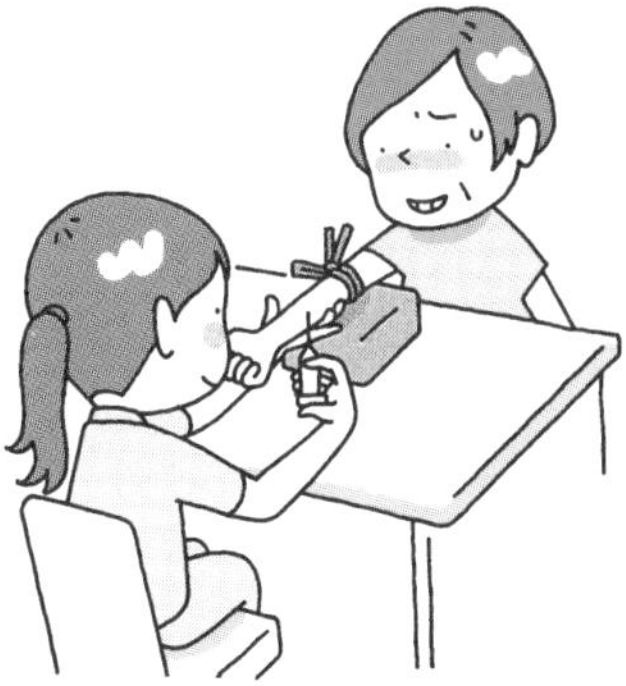

3 体を動かして、膝をラクにする

4 生活の工夫と薬で暮らしやすく

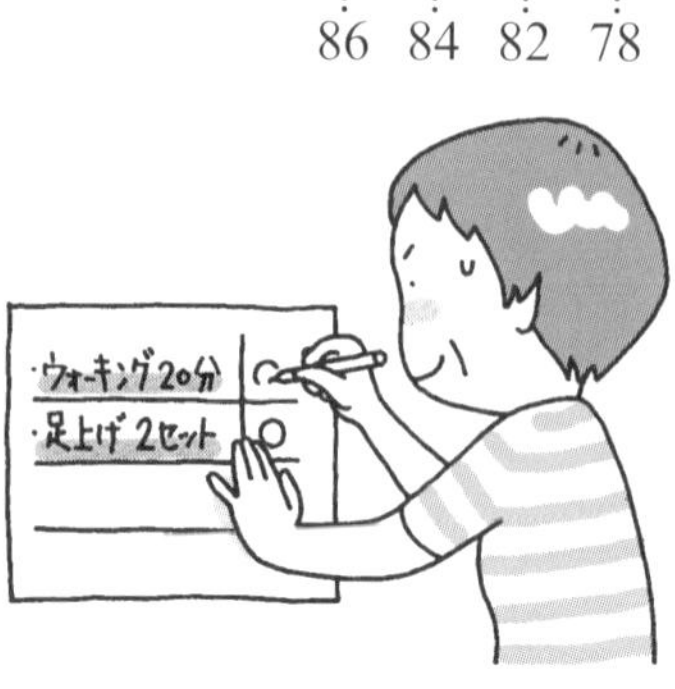

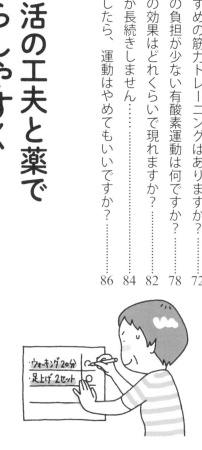

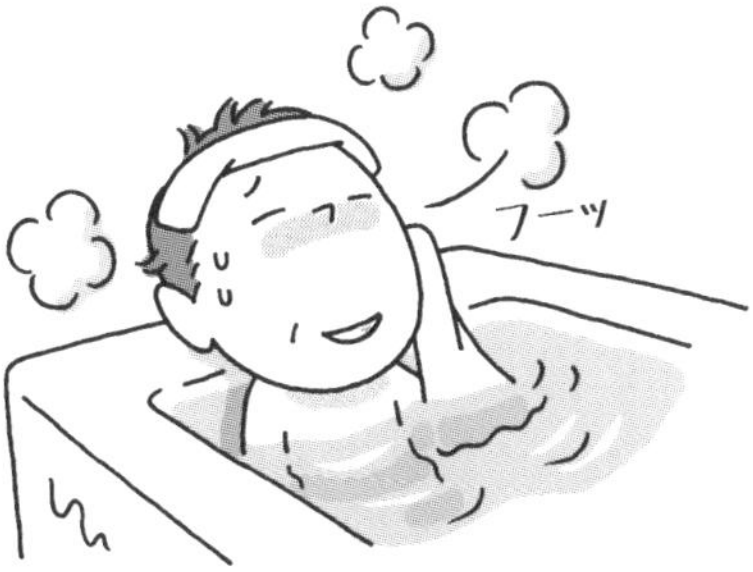
フーッ

5 進行しても、手術で改善できる

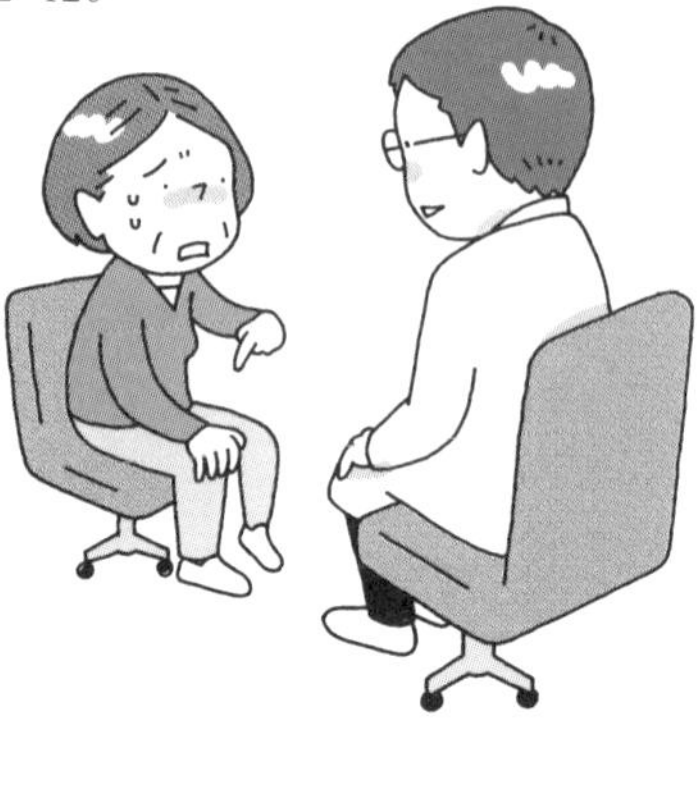

専門医
が答える

膝の痛み
よくある疑問を大解決!

膝の痛みの原因で多いのが「変形性膝関節症」です。
高齢者に多いのですが、
比較的若い年代で発症する人もいます。
変形性膝関節症に関するよくある疑問に
専門医がお答えします。

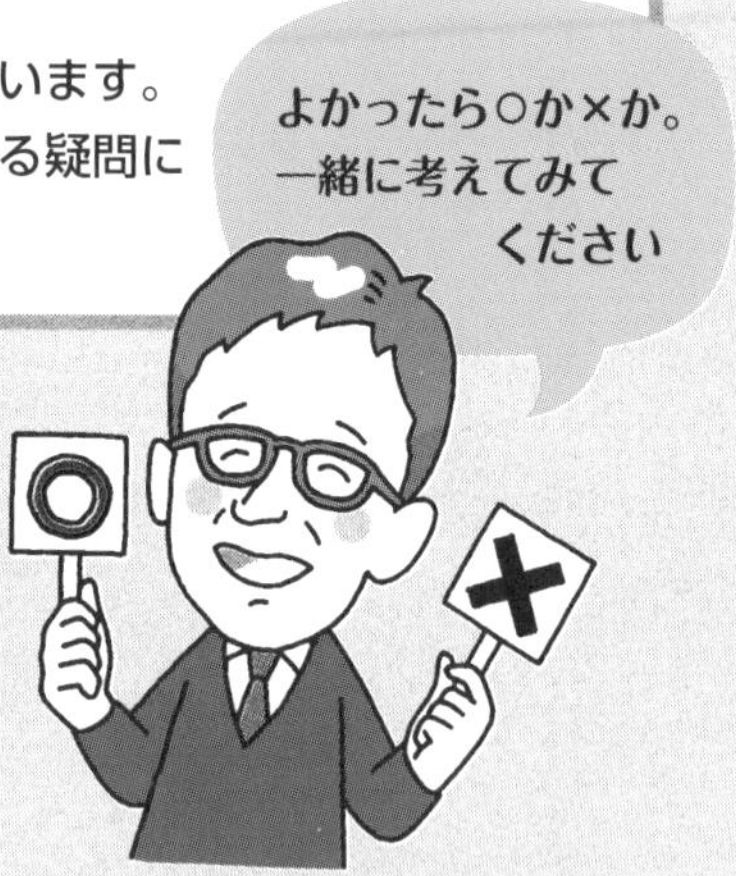

Q 膝が痛いときは安静にするべき?

× ちょっとの痛みなら、適度に動かしたほうがいいです

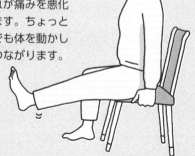

「痛いからじっとしていよう」という気持ちはわかりますが、これが痛みを悪化させてしまうことがあります。ちょっと痛いくらいであれば少しでも体を動かしたほうが、痛みの改善につながります。

詳しくは Q25

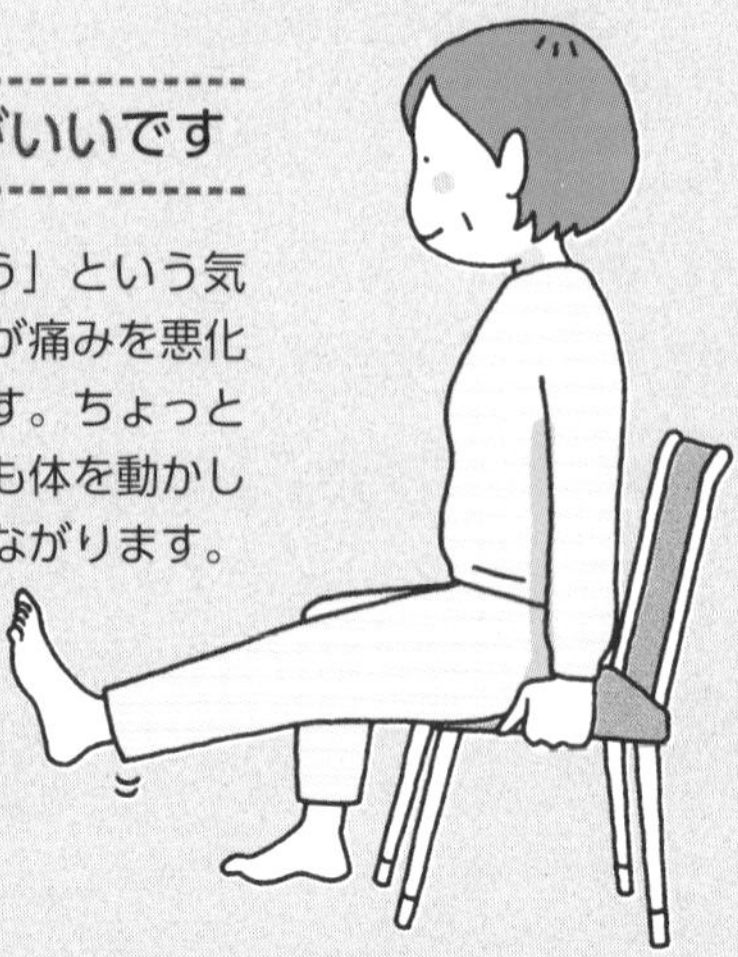

Q 変形性膝関節症は、速く進行する？

× 一般的に進行はゆっくりですが、そのままにせず、適切な治療を受けましょう

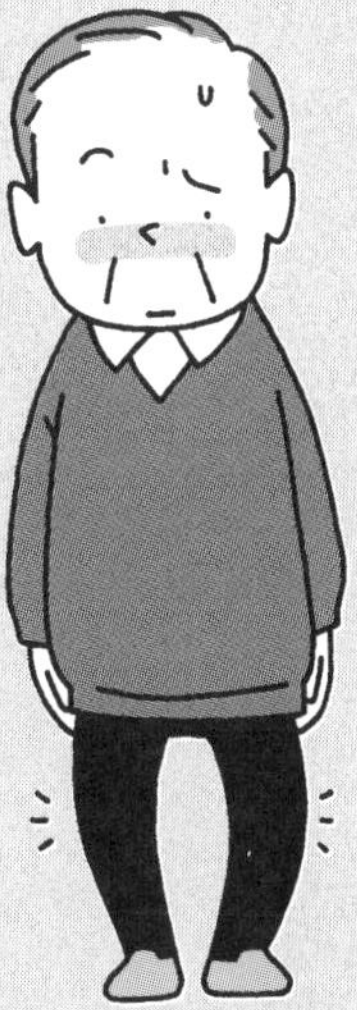

変形性膝関節症は、一般的に急に進行が速まることはありません。ただし、例外的に進行スピードが速いこともあります。そのままにしないで、一度受診してほしいと思います。

詳しくは Q8～9

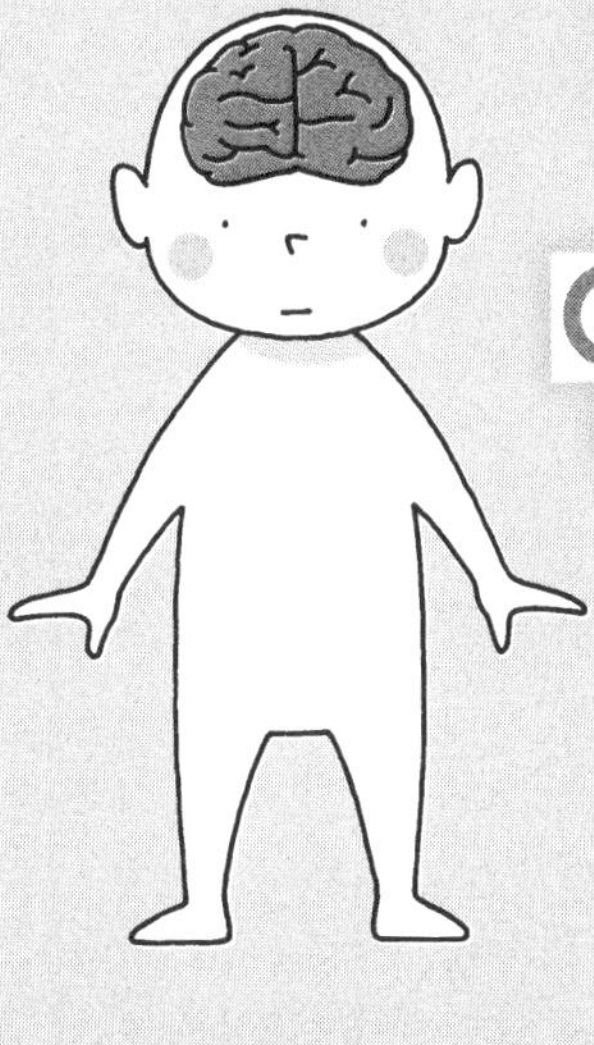

Q 痛みが長引くのには原因がある？

○ 脳のシステムが関係していることがあります

痛みの刺激が続くことで、痛みを抑える脳のシステムが弱まることがあります。すると、刺激に敏感になり、痛みが長引いてしまうことにつながるのです。

詳しくは Q3～4

Q 変形性膝関節症になったら薬を使い続けることになる？

× 薬は痛みがあるときだけ使います

生涯にわたって薬を使い続けないといけない、ということはありません。薬は膝が痛むときだけ使います。薬はのみ薬や貼り薬、注射から本人の状態や希望も考慮して選択します。

詳しくはQ 47 ～ 48

Q 必ずしも手術しなくてもいい？

○ 手術をしないことを選択する人もいます

変形性膝関節症が進行した場合、最終的には手術が検討されます。しかし、提案されたからといって必ずしも手術を決断する必要はありません。希望して保存療法を続ける方もいます。

詳しくは Q24

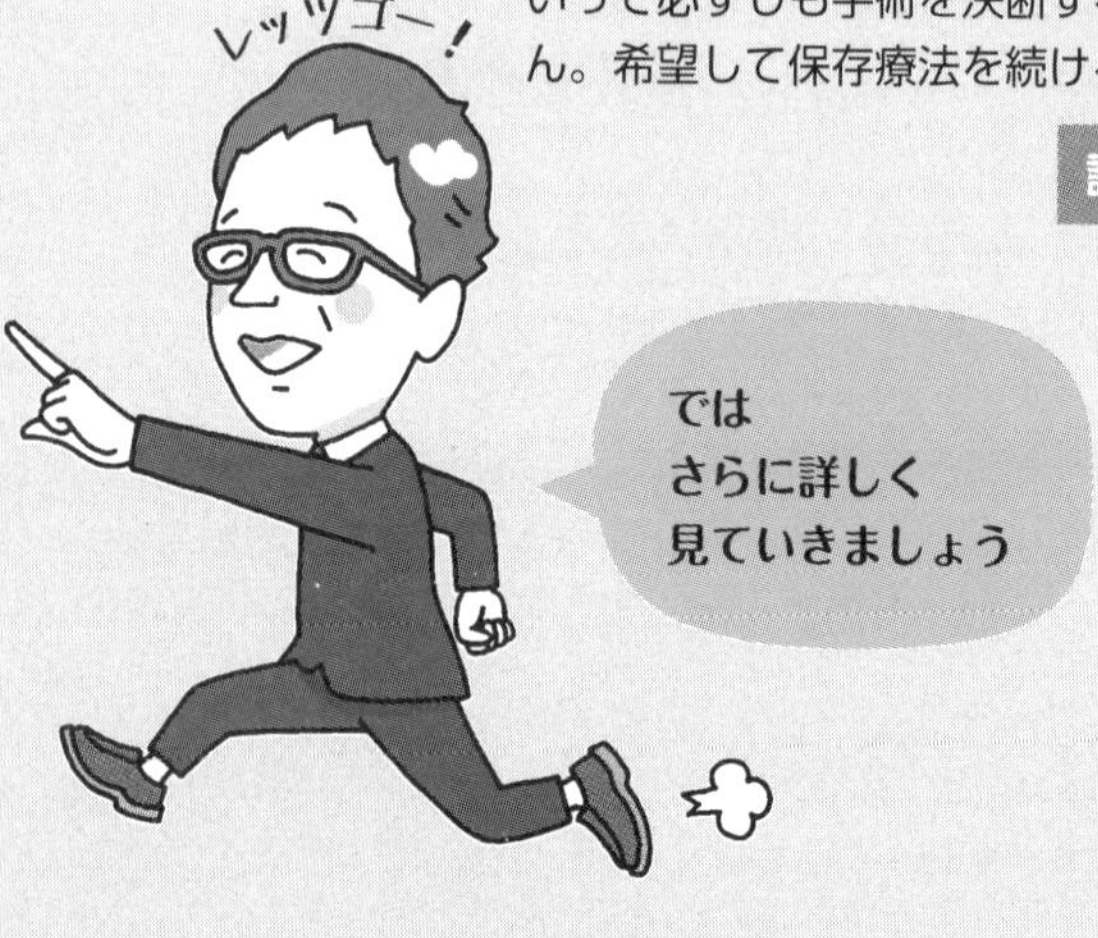

レッツゴー！
では
さらに詳しく
見ていきましょう

1

この痛み、どうして起こる？進行するの？

Q1 変形性膝関節症とはどんな病気ですか？

変形性膝関節症とは**膝関節にある軟骨がすり減ることによって炎症が起こり、膝が痛くなったり動かしにくくなったりする病気**です。

膝関節は、太ももの骨である大腿骨《だいたいこつ》とすねの骨である脛骨《けいこつ》などから成り、大腿骨と脛骨が接する部分は軟骨に覆われています。さらに、その間には半月板《はんげつばん》という組織があります（図参照）。軟骨や半月板は、歩いたり走ったりするときなど、体を動かすときに膝に加わる衝撃をやわらげるクッションの働きがあります。

ところが、加齢や筋力の低下、肥満、けがなどによって膝関節に負荷がかかり続けると、しだいに軟骨や半月板がすり減ったり傷んだりします。軟骨がすり減ると、その小さなかけらが関節を包んでいる袋（関節包《かんせつほう》）の内側にある滑膜《かつまく》を刺激して炎症が起こります。すると膝が痛くなるのです。さらに関節の変形が進むと痛みが強くなり、膝が腫れたり、動かしにくくなったりします。

膝の軟骨がすり減る

変形性膝関節症になると、膝の軟骨がすり減っていき、関節内で炎症が起こります。

▼健康な膝関節

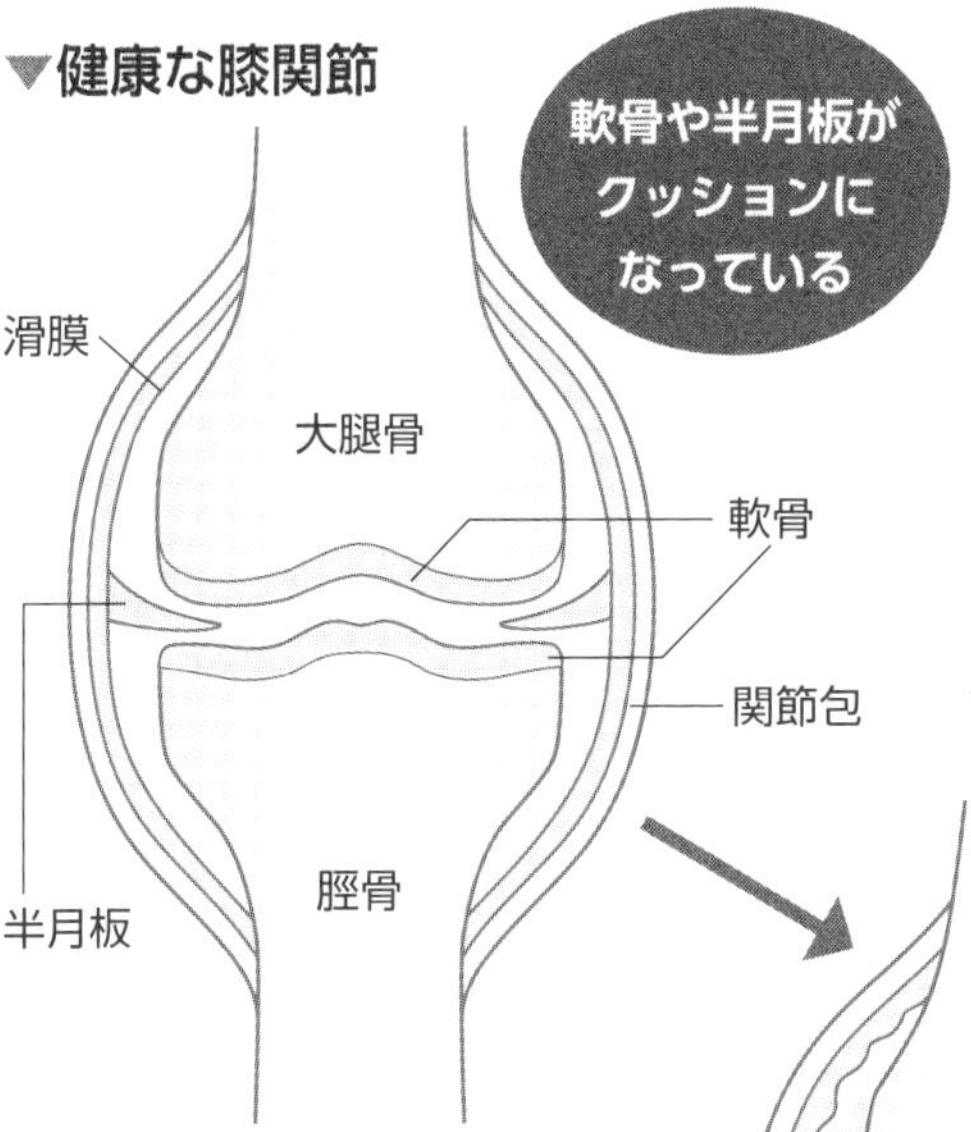
軟骨や半月板がクッションになっている
滑膜
大腿骨
軟骨
関節包
脛骨
半月板

膝関節が軟骨で覆われ、半月板がある。これらが膝に加わる衝撃をやわらげている

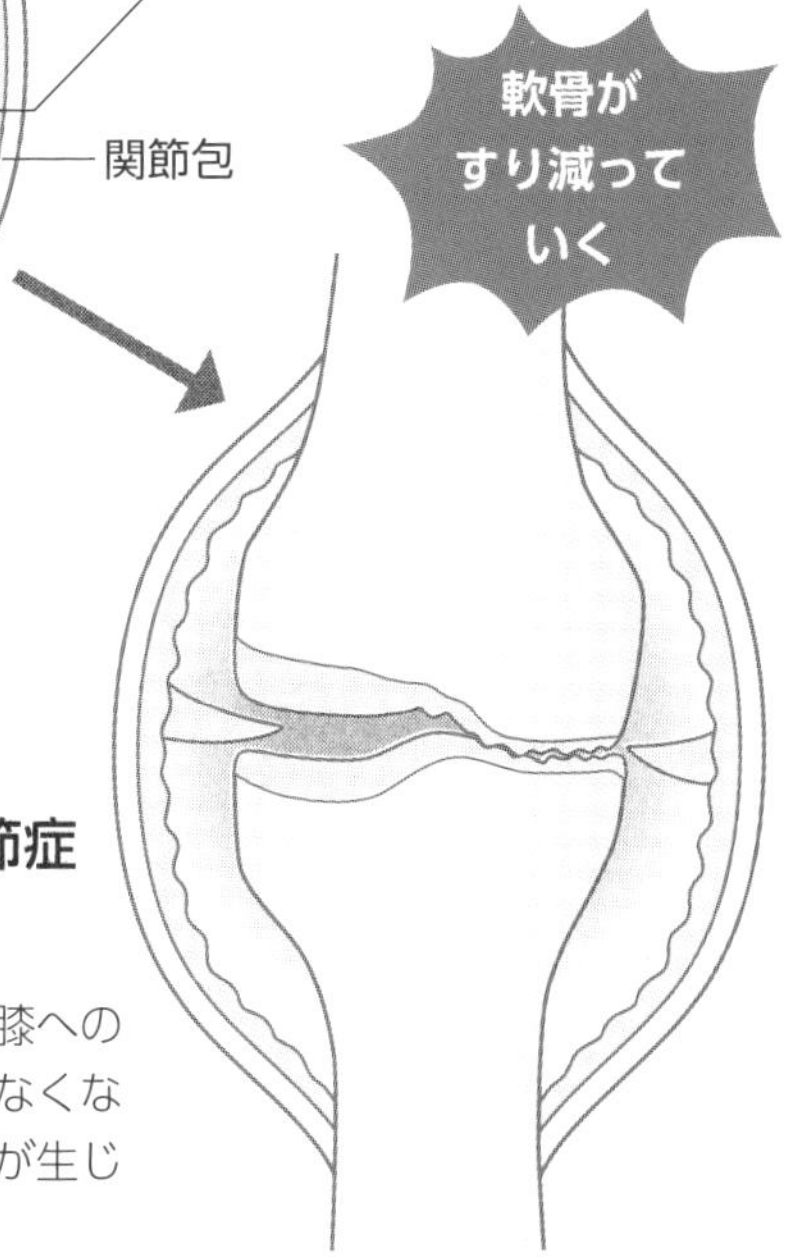
軟骨がすり減っていく

▶変形性膝関節症の膝関節

軟骨がすり減り、膝への衝撃が吸収しきれなくなる。滑膜内で炎症が生じて、症状が現れる

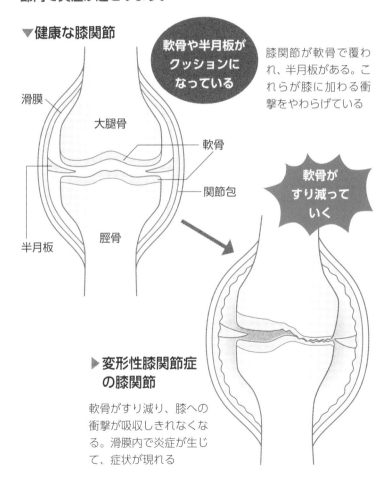

Q2 どんな症状がありますか？

変形性膝関節症の症状は、膝関節の変形がどのくらい進行しているかによって異なり、人によっても現れ方はさまざまです。

関節の変形がまだ初期の段階では、**膝のこわばり**や、**歩き出しなど動作の始めに痛みが出る**といった症状がみられます。膝を動かしたときの痛みを「動作時痛《どうさじつう》」といい、こうした痛みは少し休むと自然におさまります。

軟骨のすり減りが進行すると、**歩くたびに膝が痛む**ようになります。階段の上り下りのときにも痛みが出て、手すりがないと上り下りが不安という人もいます。そして、可動域（動かせる範囲）が狭くなってくるため**膝の曲げ伸ばしがしにくく**、**正座やあぐら、しゃがむ姿勢がとりにくくなります**。軟骨のすり減り方が大きくなると、動いたときに**膝からポキポキ、ガクガクという異音がする**こともあります。こうした音は軟骨のすり減りや関節の変形が進んでいるサインです。

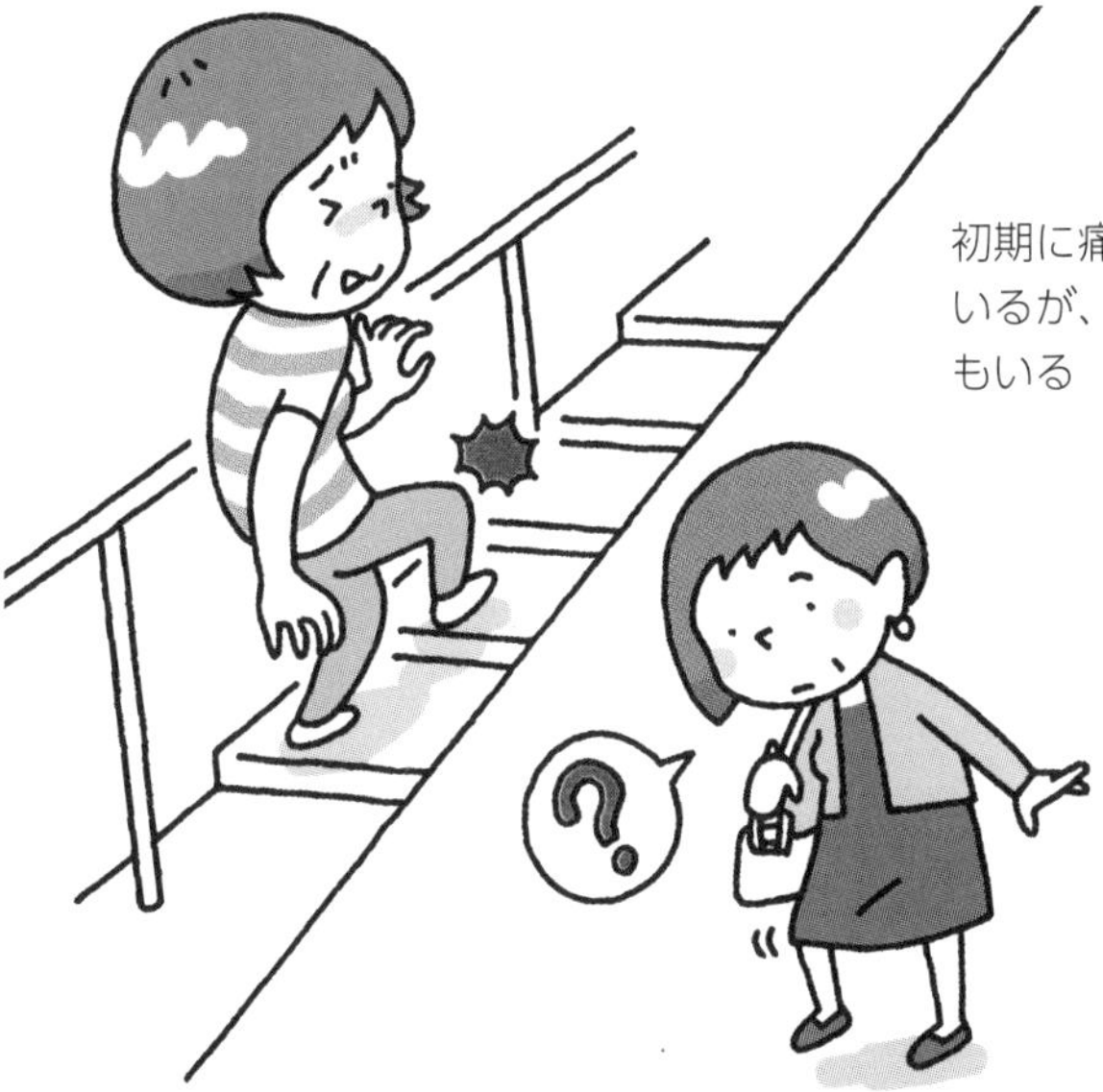

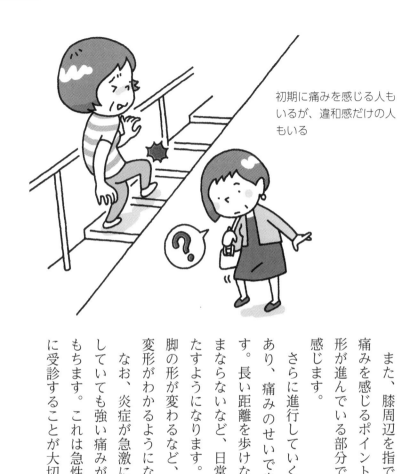

初期に痛みを感じる人もいるが、違和感だけの人もいる

また、膝周辺を指で押して圧迫すると痛みを感じるポイントがあることも。変形が進んでいる部分では特に強い痛みを感じます。

さらに進行していくと慢性的に痛みがあり、痛みのせいで歩きにくくなります。長い距離を歩けなくなって外出がままならないなど、日常生活にも支障をきたすようになります。この段階になると脚の形が変わるなど、見た目でも関節の変形がわかるようになります。

なお、炎症が急激に悪化すると安静にしていても強い痛みが出て、患部が熱をもちます。これは急性期の症状で、すぐに受診することが大切です。

Q3 膝の痛みはなぜ起こるのですか？

変形性膝関節症は膝関節にある軟骨がすり減り、関節が変形することによって痛みや動かしにくさなどの症状が現れる病気だとQ1で述べましたが、多くの患者さんを悩ませている痛みはなぜ起こるのでしょう。

●滑膜《かつまく》の炎症

滑膜とは、関節包《かんせつほう》という袋の内側にある膜状の組織です（→Q1）。滑膜には関節液を分泌・吸収し、その量をほぼ一定に保つなどの役割があります。軟骨がすり減ると、そのかけらが関節液の中に混じって浮遊し、滑膜を刺激します。それにより炎症が起こり、滑膜から炎症性サイトカインという物質がつくられます。

炎症性サイトカインは炎症反応を促進する働きがある物質です。免疫反応と関連して炎症が起こったときにそれを知らせ、原因を排除する役割ももっています。この**炎症性サイトカインがつくられることで、いっそう炎症が促進されて痛みが強くなる**のです。

さらに滑膜からは炎症性サイトカインだけでなく、たんぱく質を分解する酵素も分

▼炎症による痛み

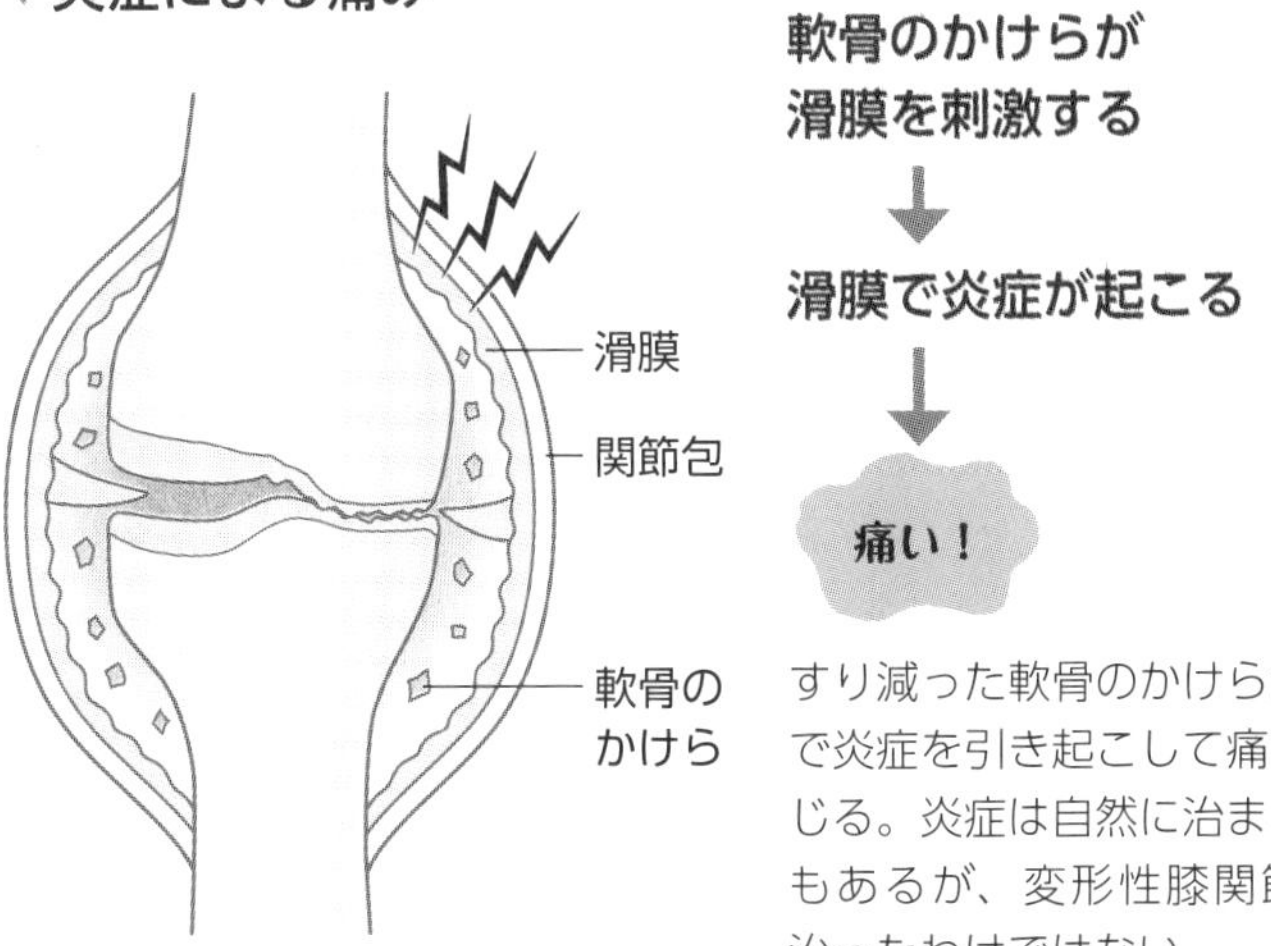
滑膜
関節包
軟骨のかけら
軟骨のかけらが滑膜を刺激する
滑膜で炎症が起こる
痛い！

すり減った軟骨のかけらが滑膜で炎症を引き起こして痛みが生じる。炎症は自然に治まることもあるが、変形性膝関節症が治ったわけではない

泌されます。この酵素によって軟骨の破壊が進み、さらに軟骨がすり減っていくという悪循環に陥るのです。

変形性膝関節症が進行すると膝に関節液がたまることがありますが、これも炎症反応によるものです。関節液がたまっているときには痛みが強く、関節周辺が腫れ、膝を動かしにくくなります。

●**骨の微小損傷**　軟骨がすり減ってくると半月板もつぶれ、やがて**骨どうしが直接ぶつかる**ようになります。その衝撃によって骨にごく小さな損傷が生じます。骨には軟骨と違って神経があるため損傷による痛みが起こるのです。骨どうしがぶつかるようになると、変形が進みます。

Q4 痛みがずっと続いているのですが……

変形性膝関節症では慢性的なしつこい痛みに悩まされる人も多いのですが、それにも理由があります。

膝関節で痛みの元となる刺激が発生すると、それが信号となって末梢神経から脊髄《せきずい》を経て脳に伝わります。すると脳によって「膝が痛い」と感じます。これが痛みを感じるしくみです。

ただ、神経には痛みを感じにくくする働きも備わっています。下行性疼痛《かこうせいとうつう》抑制系といって脳から脊髄を下行して、過剰な痛みの伝達を抑制する働きがあるのです。通常はこのしくみによって、痛みをあまり感じなくなります。ところが、このシステムがうまく働かずに痛みを強く感じ、いつまでも痛みが長引く人がいます。「**中枢感作《ちゅうすうかんさ》**」といって、痛みが慢性化すると痛みに対する神経系の感受性が過敏になり、痛みの閾《いき》値《ち》（感じるレベル）が下がります。そのため、**わずかな刺激にも反応して痛みを強く**

感じるようになるのです。

変形性膝関節症の患者さんで痛みが慢性化してつらい思いをしている人がいますが、その**背景には痛みがさらなる痛みを呼ぶ、中枢感作が起こっている**と考えられています。こうした慢性疼痛がある患者さんは重症化しやすいため、痛みをコントロールする治療が大切になります。

▼中枢感作と痛みの慢性化

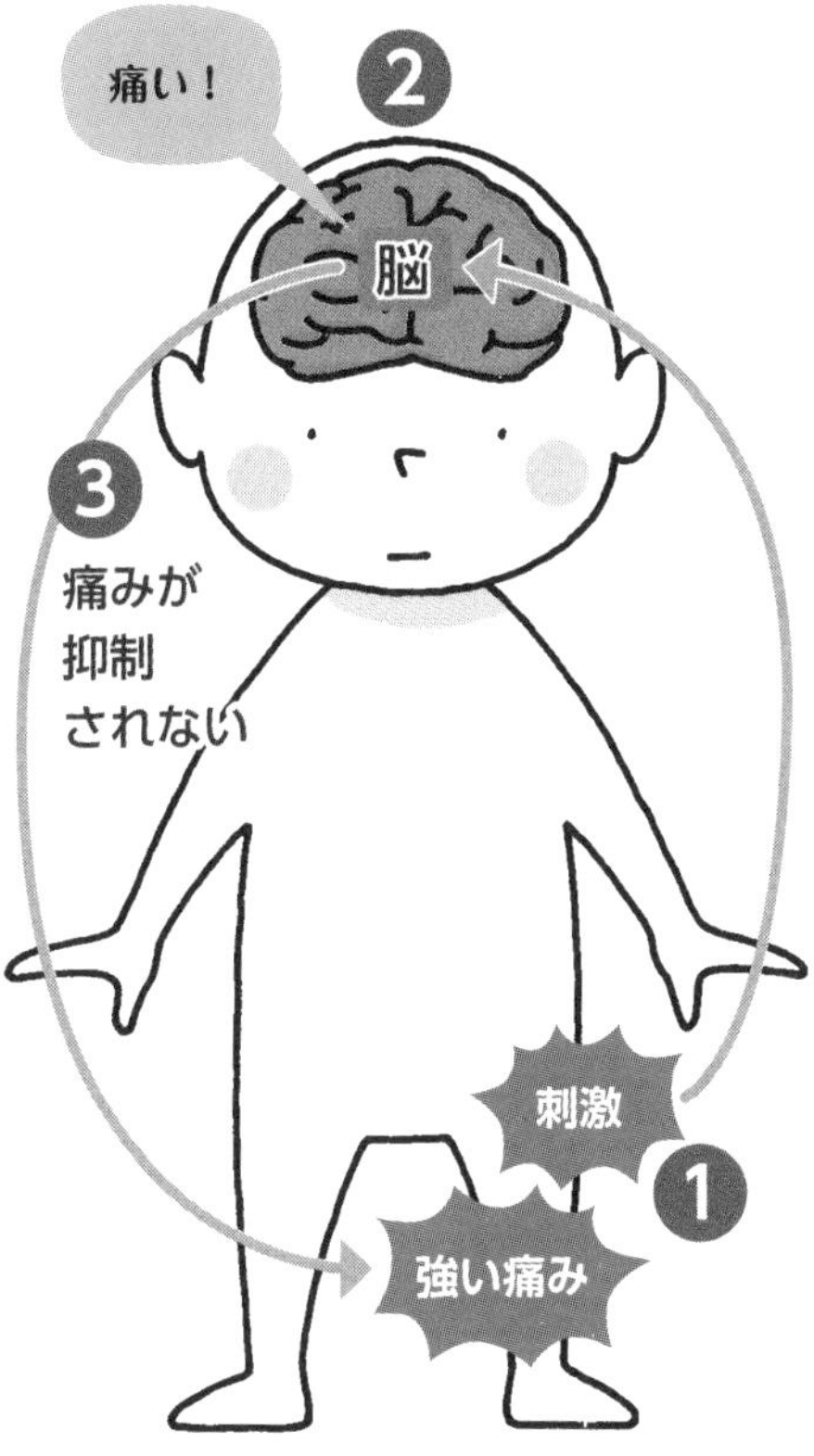
痛い！
2
脳
3
痛みが
抑制
されない
刺激
1
強い痛み

刺激が脳に伝わり、脳が「痛み」として認識すると、通常は脳が痛みをやわらげるように作用する。しかし長く痛みが続くと、この作用が弱まって、痛みに過敏に反応するようになり（中枢感作）、痛みの慢性化につながる

Q5 膝が腫れるのはなぜですか？

膝が痛いとき、関節周辺が腫れていたり、その部分を触ってみると熱をもってブヨブヨするような感触がしたりすることがあります。Q3でも述べたように、これは**膝関節を包んでいる関節包《かんせつほう》内に関節液がたまっている**ためです。

本来は滑膜が関節液の量を調節しているのですが、炎症があると分泌量が増え、吸収されないために関節液が過剰にたまるのです。変形性膝関節症で膝が腫れてくるのはこのためです。

ただ、なかには膝の腫れと脚のむくみの両方がある人もいます。別の病気が隠れていることがあるので、どちらかわからないときは受診したほうが安心です。

▼関節液がたまる場所

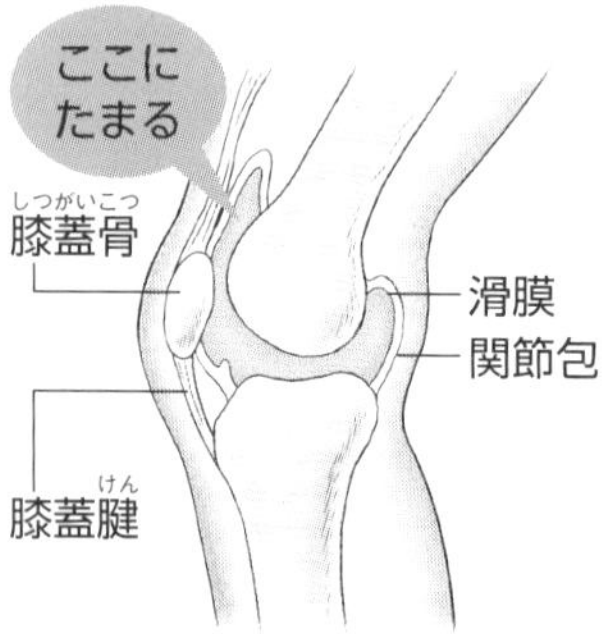
ここにたまる
膝蓋骨《しつがいこつ》
滑膜
関節包
膝蓋腱《けん》

関節液は関節包内にたまる。たまる量には個人差がある

Q6 膝の軟骨がすり減っていても、痛みがないことがあるのですか？

膝のエックス線画像で軟骨がすり減っているのが確認されたものの、痛みをほとんど感じないという人もいます。また、変形性膝関節症の初期から中期（↓Q8）では軟骨のすり減り具合には変化がないにもかかわらず、痛みの強さに波があることがよくありますし、軟骨のすり減り具合がわずかでも強い痛みを訴える人もいます。

理由は、初期から中期にかけての痛みには軟骨のすり減り具合だけではなく、Q3で述べたように滑膜《かつまく》の炎症が大きく関係しているからです。また、骨の損傷が加わって強い痛みを訴える人もいます。**軟骨のすり減り具合と痛みの程度は必ずしも一致しないと考えられている**のです。

注意したいのは、痛みはないけれど膝に違和感やこわばりがあるとか、動いたときに膝から異音がするという場合です。放っておくと進行して、やがて痛みが出てくる可能性があります。早めに受診して一度検査してもらったほうがよいでしょう。

Q7 変形性膝関節症の原因は何ですか？

変形性膝関節症の原因は一つではありません。発症や進行には複数の要因が関係していると考えられています。

● **加齢**　変形性膝関節症は中高年以降に増えてくる病気で、加齢にともない長年にわたって膝を使ってきた負担が蓄積していることが原因となります。また、加齢によって膝関節を支えている太ももの筋肉や下肢の筋力が低下することで膝への負荷が大きくなり、**軟骨のすり減りや関節の変形が進む**と考えられています。

● **肥満**　体重が重いと、そのぶん膝への負担は大きくなります。ふつうに歩いているときでも膝には体重の約3倍の負荷がかかっており、階段を下りるときには体重の約5倍もの負荷がかかるというデータがあります。肥満の人は、**膝にかなりの負担がかかっている**のです。

肥満は糖尿病や高血圧、脂質異常症など生活習慣病の危険因子としても知られてい

▼変形性膝関節症の主な要因

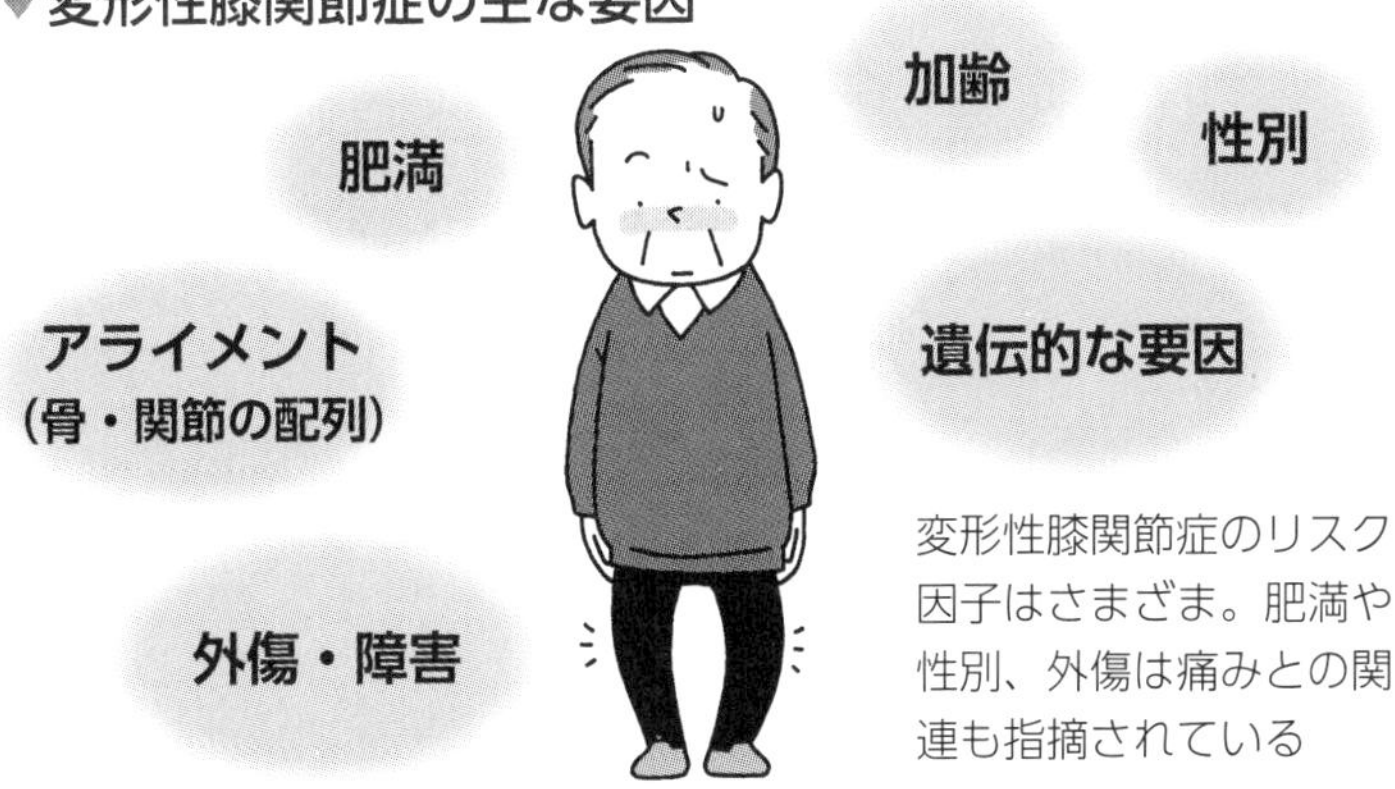
肥満
加齢
性別
アライメント
（骨・関節の配列）
遺伝的な要因
外傷・障害

変形性膝関節症のリスク因子はさまざま。肥満や性別、外傷は痛みとの関連も指摘されている

ますが、特に糖尿病は変形性膝関節症のリスクを高め、悪化させることがわかっています。そして、変形性膝関節症によって痛みがあり運動量や活動量が減少すると、糖尿病の悪化にもつながります。このように変形性膝関節症と糖尿病は双方向で悪影響をおよぼす関係にあるのです。その両方のリスクを高める肥満は、非常に重大な危険因子といえます。

● **性別（女性に多い）**　変形性膝関節症の患者さんは、４対１の割合で女性に多くみられます。その理由は、**筋肉の量が男性よりも少なく、関節を支える力が弱い**ためです。

女性ホルモンの影響が大きいこともわかっています。変形性膝関節症は50代以降になると増えてきますが、その背景には閉経にともなう女性ホルモンの減少が関与しているのです。女性ホルモンの一つであるエストロゲンは骨や軟骨、筋肉などを健康に保つのを助けています。

そのため閉経により女性ホルモンの分泌が減少すると、関節や軟骨に影響が出てくるのです。

また、女性は妊娠・出産のために男性よりも骨盤が広くなっており、その影響で下肢がO脚になりやすい傾向があります。さらに、もともと女性にはO脚の人が多く、そのせいで膝の内側に負荷がかかりやすくなるため、これも変形性膝関節症のリスクとなります。

女性ではハイヒールや足に合わない靴を履き続けたことが影響する場合もあります。また、女性は内股ぎみになることが多く、こうした足の使い方のくせも膝関節には負担になります。

● **アライメント（骨・関節の配列）** 日本人の多くはO脚ですが、O脚の人は、そうでない人よりも変形性膝関節症のリスクが高くなります。O脚は膝の内側が外に向いた状態であるため、膝関節の内側に重心がかかり負担が大きくなるからです。こうしたかたよりがあると、軟骨のすり減りが促されて関節の変形が進みやすくなります。

X脚の人は反対に膝関節の外側に負担がかかることで、変形性膝関節症のリスクになります。

●**遺伝的な要因**　家族に変形性膝関節症になった人がいる場合は、リスクが高くなります。

●**外傷・障害**　事故などによる骨折や脱臼、半月板の損傷、靭帯《じんたい》（特に前十字靭帯）断裂など膝のけがが原因になることもあります。

これに関連して、**スポーツ歴**が影響することもあります。走る、飛ぶ、跳ねるなどの動作をくり返すと膝に強い負荷がかかります。マラソンなどの陸上競技、サッカーやバスケットボール、バレーボールやバドミントンなどで膝を酷使した人や、競技によって膝をけがしたことがある場合は変形性膝関節症のリスクが高くなると考えられています。

そのほかにも、職業によっては膝に強い負担がかかるものがあります。農作業や重いものを運搬する仕事、立ちっぱなしの仕事、膝の曲げ伸ばし動作が多い仕事に就いている人は膝に影響が出ることがあります。また、手指の第一関節が変形するヘバーデン結節がある人は、変形性膝関節症を発症しやすいといわれています。

Q8

変形性膝関節症の進行度について教えてください

変形性膝関節症はほとんどの場合ゆっくりと進行し、進行具合によって現れる症状が少しずつ変化していきます。

進行度は、大きく初期・中期（進行期）・末期に分けられています。

● **初期**　軟骨のすり減り具合はまだ軽度です。エックス線検査の所見では、膝関節の隙間（大腿骨《だいたいこつ》と脛骨《けいこつ》の間）が少し狭くなっている程度です。また、ＭＲＩ検査をおこなうと半月板《はんげつばん》の異常や軟骨の表面が毛羽立つなど、すり減り始めているのが確認できます。

この時期の主な症状は、膝のこわばりや動かしにくさを感じる程度です。立ち上がったり歩き出したりするなど動き始めに痛みが出ますが、しばらく休むと自然におさまります。そのため、ほとんどの人は膝に違和感を感じているものの、さほど困ることもなく見過ごしていることがあります。

▼進行度の区分

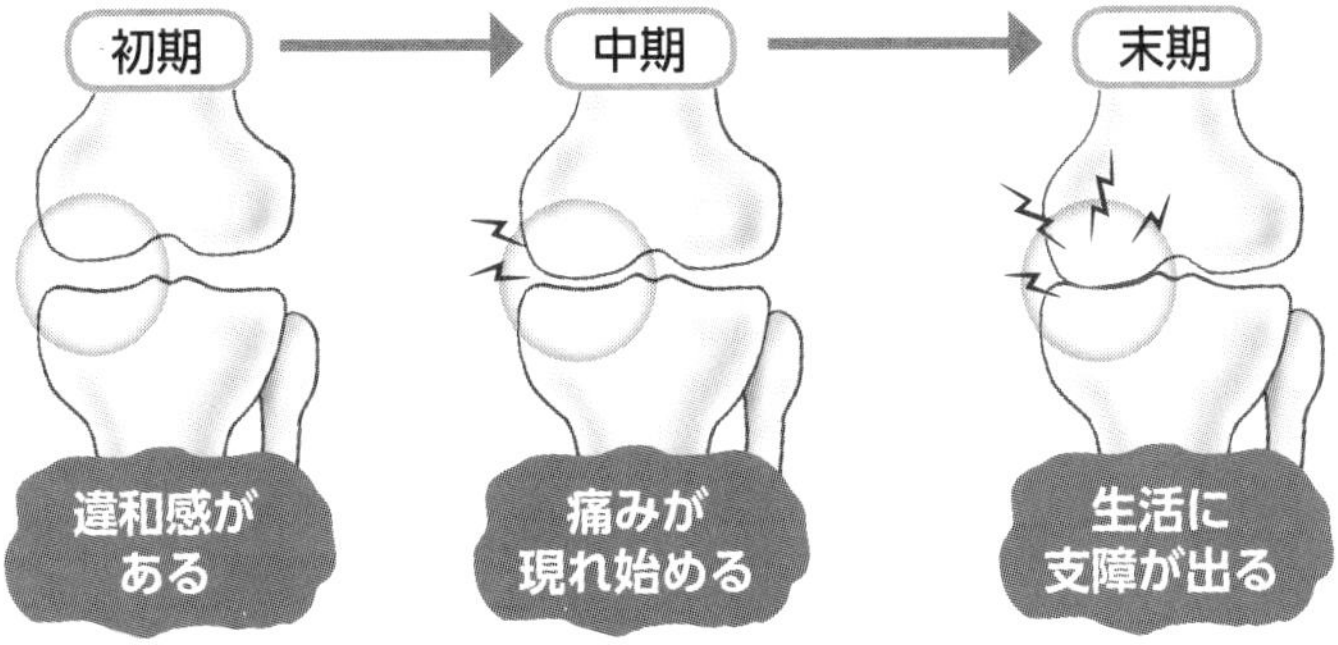
初期
中期
末期
違和感がある
痛みが現れ始める
生活に支障が出る

軟骨のすり減りは軽度で、症状に気づかないことも

軟骨のすり減りが進み、動いたときに痛みや動かしにくさがある

骨どうしがぶつかる。強い痛みにより生活に支障が出ることも

●**中期（進行期）**　軟骨や半月板がかなりすり減って、その部分にさらに負荷がかかるようになります。

炎症が進み、痛みも強くなります。歩くたびに痛んだり、階段の上り下りがきつくなったりします。痛みが自然におさまることも少なくなります。膝の可動域も狭くなって曲げ伸ばしがしにくく、正座やあぐらが困難になります。

この時期には急激に悪化して、強い痛みや腫れなどの症状が出ることもあります。

●**末期**　軟骨がすり減ってほとんどなくなってしまいます。そのため、骨どうしが直接ぶつかります。痛みはさらに強くなり、日常生活にも支障をきたします。

Q9 持病があると、進行スピードは速くなりますか？

変形性膝関節症は中高年になると増えてくる病気ですが、この年代の人は高血圧や糖尿病などの生活習慣病や腰痛などの持病を抱えていることも少なくありません。こうした持病が変形性膝関節症の進行スピードに影響することがあります。

肥満は変形性膝関節症の原因の一つですが（→Q7）、高血圧や糖尿病の危険因子でもあります。中高年になると肥満にともない高血圧や糖尿病になる人が増えます。なかでも糖尿病と変形性膝関節症は互いに影響し合う関係にあり、**糖尿病がある人は同程度の進行度でも糖尿病がない人よりも膝の機能低下が進みやすい**ことがわかっています。そして、膝が痛いことで歩いたり運動したりする機会が減ると、肥満や糖尿病がさらに悪化してしまいます。

中高年になると**腰痛もちの人も増えてきますが、それが影響する場合もあります。**腰が痛いため腰をかばって、歩き方にくせやかたよりが生じて、膝に負荷がかかりやすくなるのです。膝関節はもともと歩くときに衝撃を受けやすい部分であるため、腰をかばった不自然な歩き方をしていると膝を傷めやすくなります。すでに変形性膝関節症があれば、その進行スピードを速めることにつながります。

　また、これには逆パターンもあり、膝が痛いせいで正しい歩き方ができていないと、腰に過度な負担がかかって腰痛になることもあります。

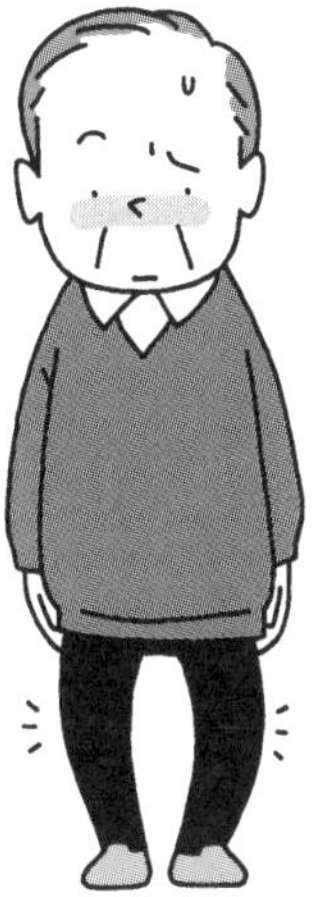

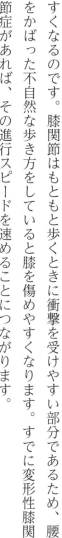

進行が進むと、O脚になっていくことも

　また、骨粗しょう症は、変形性膝関節症と発症年齢も重なることから、変形性膝関節症を進行させてしまうのではないかと思われていますが、因果関係は未だはっきりしていません。

　ただ、**重症の骨粗しょう症があると、膝関節で骨折が起き、変形性膝関節症が急速に悪化する**ことがあります。そのため、骨粗しょう症がある人は適切な治療を続け、骨がもろくなるのを防ぐことが大切です。

Q10

変形性膝関節症は完治させることができますか？

変形性膝関節症によってすり減った軟骨や半月板《はんげつばん》、骨の変形などを**元の健康な状態に戻すことは残念ながらできません。**基本的に治療の目的は痛みの軽減や膝の動きをよくすることです。

変形性膝関節症の患者さんを最も悩ませているのは、痛みや可動域が狭くなることによって膝を動かしにくくなっていることです。そのせいで長い距離を歩けなくなったり、日常の生活動作ができなくなったりするなど、生活に支障をきたしていることが少なくありません。しかし、こうした症状は適切な治療をおこなえば軽減させることができます。進行をくい止めて、それ以上関節の変形が進まないようにすることもできます。

治療法については第2章以降で説明しますが、運動療法をはじめ、薬物療法や装具療法などがあります。また、関節の状態によっては手術を検討することもあります。

Q11 半月板損傷とは、どう違うのですか？

半月板《はんげつばん》は膝関節の大腿骨《だいたいこつ》と脛骨《けいこつ》の間にある、板状の軟骨組織です（→Q1）。変形性膝関節症では軟骨だけでなく半月板もすり減ってきますが、多くは時間をかけてゆっくりと損傷が進みます。一方、単独の**半月板損傷は一般に急激に起こるもの**です。主にスポーツ時のけがや、加齢によって弱っている半月板に強い力が加わって起こるものがあります。体重がかかった状態で、膝にひねりや衝撃が加わると半月板を損傷してしまうのです。中高年では加齢で半月板が弱くなっているため、ちょっとした衝撃で損傷することもあります。

半月板が損傷されると膝の曲げ伸ばしをするときに痛みが出たり、引っかかったりするような感じがします。また、膝が急に動かなくなり、歩けなくなることもあります。そして、半月板損傷を起こしたことがある人は変形性膝関節症になるリスクが高くなります。

Q12 変形性膝関節症があると、起こりやすくなる病気はありますか？

大阪大学の研究では、65～79歳の人で膝の痛みがある人は、痛みがない人に比べて**認知症になるリスクが1・73倍**、加えて膝の痛みがあり、毎日30分以上歩く習慣がない人ではさらに認知症のリスクが高くなることがわかっています。

膝が痛いと活動量が減り、全身の血流が悪くなって脳の認知機能をつかさどる部分の血流も低下します。また、外出の機会が減れば他者とのコミュニケーションの頻度も減り、脳への刺激も少なくなります。こうしたことが積み重なって認知症のリスクを高めてしまうことがあるのです。

また、うつ病との関連も報告されています。変形性膝関節症の人は**うつ病のリスクが1・17倍**、**不安症のリスクが1・35倍**といわれています。うつ病と変形性膝関節症の直接的な因果関係は不明ですが、膝が痛いことで外出がままならなくなり、人づきあいや楽しみが減ることが気分の落ち込みと関係していると考えられます。

Q13 健康寿命と関連があるのですか？

健康寿命とは、健康上の問題で日常生活が制限されることなく、自立して生活できる期間のことをいいます。いわゆる平均寿命とは別で、日本では平均寿命より健康寿命は9～12年ほど短くなっています。つまり、長生きではあるものの健康寿命が短く、支援や介護などが必要になる期間があることを示しています。

じつは、この健康寿命と変形性膝関節症には関連があると考えられています。**膝関節に限りませんが、股関節や腰椎《ようつい》などの変形性関節症があることで支援や介護が必要になる高齢者が増えている**のです。

膝が痛い状態が長く続くと、活動量の減少を招き、ロコモティブシンドローム（運動器症候群）につながります。骨や関節、筋力などの運動器の機能が低下して、歩行や移動などの日常動作が困難になり、ひいては寝たきりになる可能性があるのです。その結果、**健康寿命を縮めてしまう**ことにつながるのです。

Q14 「膝が痛い＝変形性膝関節症」でしょうか？

「膝が痛い＝変形性膝関節症」とは限りません。膝が痛くなる病気はほかにもいくつかあります。中高年の場合、膝が痛いと歳のせいだとか、変形性膝関節症だろうと思うかもしれませんが、なかにはすぐに治療を開始しなければならない病気もあります。自己判断でそのままにするのは危険です。

● **偽痛風** 足の親指に激痛が起こる痛風とは別の病気です。偽痛風は高齢者に多く、痛風によく似た強い痛みの発作が起こります。

急に痛みが出て、発熱することもあります。膝関節が痛むことも多く、変形性膝関節症ととてもまぎらわしいのです。症状がよく似ている化膿性関節炎との鑑別も必要です。

原因は、ピロリン酸カルシウムの結晶が関節内にたまることによります。痛みには鎮痛薬やステロイド薬の関節内注射などが有効です。たいていは数日程度で治ります。

▼変形性膝関節症と似た代表的な病気と特徴的な症状

偽痛風
強い痛み、
発熱する

関節リウマチ
起床時に
関節がこわばる・
違和感がある

早急な治療が
必要

化膿性関節炎
発熱や悪寒などの
全身症状がある

大腿骨顆部骨壊死
安静時にも、
強い痛みがある

● **関節リウマチ**　自分の体の一部を攻撃してしまう自己免疫疾患の一つで、女性に多いのが特徴です。免疫反応による攻撃で炎症が起こり、関節や骨の変形が生じます。手指の小さな関節から始まることが多いのですが、膝関節にも起こります。症状は、起床時に関節のこわばりや違和感などがあります。症状は左右対称に現れることが多いです。

診断には血液検査をおこない、炎症反応や関節リウマチ特有の物質を調べます。治療は、痛みや炎症を抑える鎮痛薬やステロイド薬のほか、抗リウマチ薬や生物学的製剤などの薬により寛解を目指します。

● **大腿骨顆部骨壊死**《だいたいこつかぶこつえし》　膝関節を構成する大腿骨の先端部分の組織が壊死する病気です。膝のすぐ上、大腿骨が太くなっている部分に壊死が起こるもので、60歳以上の女性に多くみられます。加齢により骨がもろくなっているところに、負荷がかかって微小な骨折が起こることが引き金になると考えられています。

歩いているときに突然激痛が起こり、発症することもあります。安静にしていても強い痛みがあるのが特徴です。膝に負荷がかかり続けると、骨の一部が崩れて陥没し、軟骨がすり減って変形性膝関節症になる場合もあります。

治療は薬物療法や装具療法などがおこなわれますが、壊死が広範囲におよぶ場合は骨切《こつき》り術（→Q61）や人工関節に置き換える手術（→Q62）がおこなわれます。

●化膿性関節炎

黄色ブドウ球菌などの細菌が何らかの原因で膝関節内に侵入し、感染を起こすことが原因です。膝の関節内注射で発症することもあります。

膝の痛み以外に、発熱や悪寒などかぜに似た全身症状が現れます。急激に悪化すると軟骨や骨が破壊され、ときには命にかかわることもあります。治療には関節洗浄や抗菌薬の投与が行われます。

なお、これらの病気のなかには変形性膝関節症と併発するものもあるため、いずれにしても受診して診断をつけてもらうことが大切です。

2

受診から治療方法を決めるまで

Q15 受診の目安はありますか？

まず、**膝の痛みなどの症状がある場合は、早めに整形外科を受診**して検査を受けたほうがよいでしょう。変形性膝関節症は一般的に進行がゆるやかなので、初めから強い症状が出ることはありません。そのため、しばらく様子をみる人も多いのですが、診察を先延ばしにするとその間にも進行してしまいます。また、症状には波があるので痛みがおさまる時期もありますが、変形性膝関節症が完治したわけではないので注意しましょう。

膝のこわばりや違和感がある程度のごく初期であれば、**ストレッチや筋力トレーニング**（→Q31〜32）**で改善することもありますが、1ヵ月ほど続けてみても改善しないとき**は受診のタイミングと考えましょう。

すでに症状によって**日常生活になんらかの支障が出ているとき**は、速やかに受診しましょう。例えば、歩行中に痛みが出て休まないと歩けないとか、正座やあぐらができない、しゃがむ動作ができない、安静時も痛みがあるという場合は、膝関節の炎症や変形が進んでいます。

また、以前より**O脚が目立つようになってきたら**変形がかなり進行していることが考えられます。すぐに受診することをおすすめします。

なかには歳をとれば誰にでも起こるものだからとそのままにしておいたり、痛みをがまんしたり、市販の湿布薬などでやり過ごしたりしている人も多いのですが、立ち座りの動作や歩行が困難になると、やがて介護が必要になるリスクが高くなります。

高齢者の膝の痛みはサルコペニア（筋肉量の減少）やロコモティブシンドローム（運動器症候群）を招き、寝たきりにつながることもあります。さらには不眠、うつ病など心の不調に発展するリスクもあります。

健康で自立した生活が送れるようにするためにも、早めに受診して治療を開始することが大切です。なお、急に強い痛みや腫れが起こって、膝が熱をもった場合は至急診察を受けてください。こうした急激な症状の場合は、化膿性関節炎（→Q14）など別の病気が起こっている可能性もあります。自己判断で解熱薬や鎮痛薬を飲んで、がまんするようなことはしないでください。

Q16 受診前にしたほうがよいことはありますか？

膝の痛みなどがあって整形外科の受診を考えているときは、**問診で聞かれること**（→Q18）**や、伝えたほうがよいことなどを事前にまとめておく**とよいでしょう。

まずは、自分の症状をよく把握しておきましょう。いつごろからどんな症状があったのか、どんなときに症状が強くなるのか、症状によって**日常生活で困っていること**などがあれば、**医師に伝えられるようにメモしておく**とよいでしょう。

高血圧や糖尿病などの持病があったり、現在治療中の病気があったりするときは、それも伝えます。また、薬を服用しているときは**お薬手帳を持参**しましょう。薬の名称や副作用などの情報を正しく伝えるには、お薬手帳を活用するのがベストです。

過去に膝のけがをしたとか手術を受けたことがある人は、診断に大きく影響することがあります。けがや手術の時期、病状、受けた手術や治療の内容をできるだけ詳しく伝えられるように準備しておきましょう。

Q17 変形性膝関節症の診断までの流れが知りたいです

膝の痛みなどの症状があって整形外科を受診した場合、初診では**問診**（→Q18）、**触診などの診察**、**エックス線検査**（→Q20）、**必要に応じて血液検査**（→Q22）などがおこなわれます。

まず問診をおこない、次に膝の状態を観察したり触ったりして確認します。膝の変形の程度をチェックしますが、立った姿勢だけでなく、あお向けに寝た状態で膝を内側や外側に少しひねって動きを見ることもあります。実際に歩いてもらって歩き方を観察することもあります。例えば、膝関節の変形が進行してO脚が進むと、膝の外側にある靭帯《じんたい》がゆるくなって歩行時に地面に足がついたとき、痛みがある側の膝がずれることがあります。そうした様子がないか確認します。

次に腫れや熱感のチェック、膝に関節液がたまっていないか、膝のぐらつきがないかなどを調べます。

変形性膝関節症の診断

整形外科では問診からはじめ、画像検査で膝関節を確認したり、ほかの病気と鑑別するための検査などをして診断します。

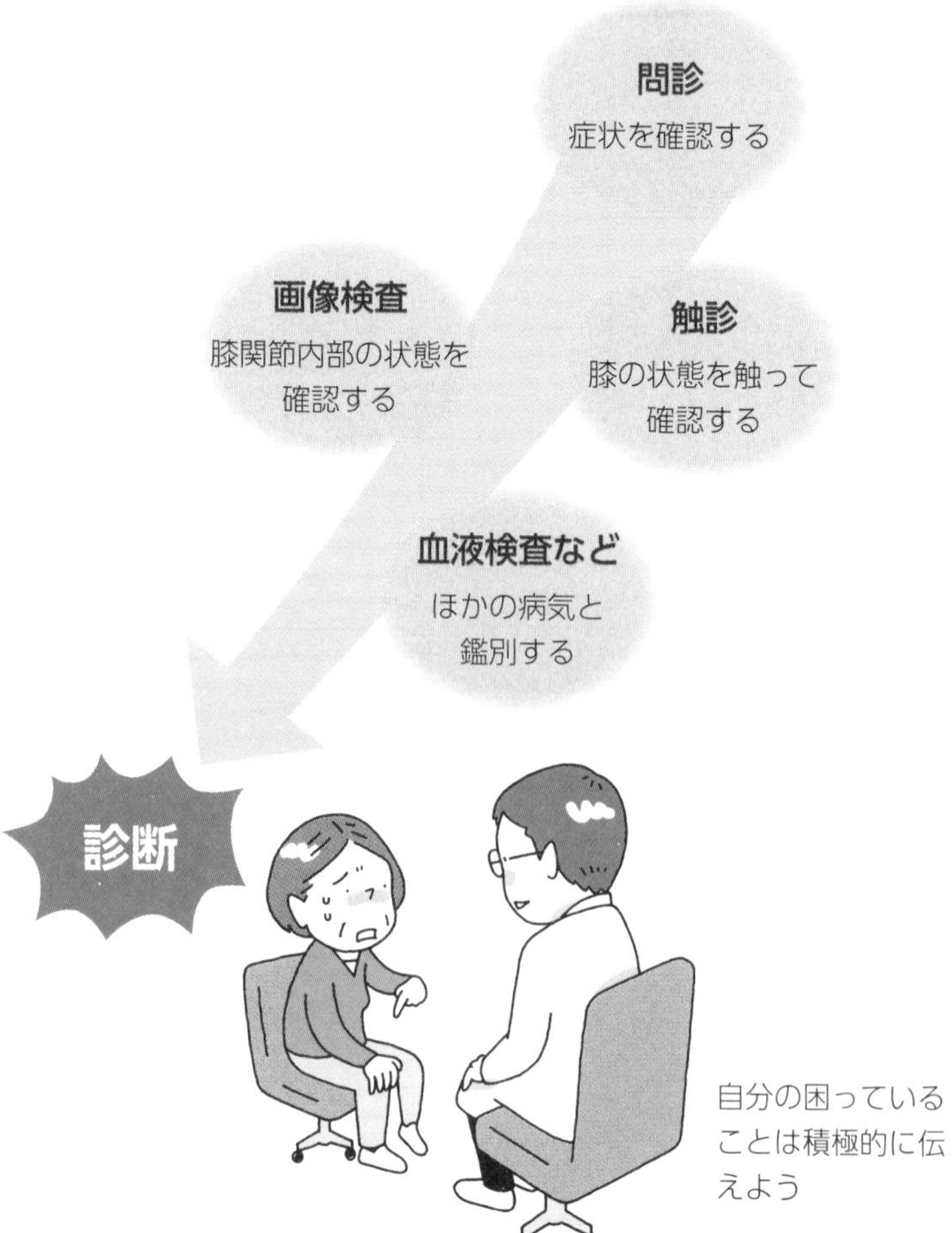
問診
症状を確認する
画像検査
膝関節内部の状態を確認する
触診
膝の状態を触って確認する
血液検査など
ほかの病気と鑑別する
診断
自分の困っていることは積極的に伝えよう

また、膝の可動域を調べるため、膝を動かすこともあります。この場合は、あお向けになり、医師が患者さんの膝を曲げ伸ばしをして、動く範囲を確認します。

膝を動かすときには可動域だけでなく、異音がしないかも調べます。骨と骨がこすれあったりぶつかったりする音がしないか、音がしなくても引っかかりがあるときはその感触がわかります。

膝の痛みの原因が腰や股関節などほかの部位にあることも考えられるので、腰の触診をしたり股関節の動きを調べたりすることもあります。

このように診察では膝をいろいろな角度から観察したり動かしたりするため、診察がスムーズに進められるように、服装は膝を露出しやすい幅がゆるめのパンツスタイルがよいでしょう。さらにエックス線検査などの画像検査をおこなって、膝関節の状態を確認します。別の病気との鑑別が必要な場合は、血液検査や関節液検査がおこなわれることもあります。

診断は問診や触診、画像検査の結果を見たうえでおこないます。変形性膝関節症であれば、たいていはこれらの診察で診断が可能ですが、症状によってはさらに詳しい検査が必要になることもあります。

Q18 問診では、どんなことを聞かれるのですか？

ほとんどの医療機関では、初診の場合、年齢や性別、体重、症状について、また、服用中の薬やアレルギーの有無など問診票に記入を求められます。そのほか、膝の状態を詳しく知るために診察時に医師からいくつか質問をされるので、以下のポイントを参考にメモなどをつくって受診するとよいでしょう。

診察では主に以下のような質問をされます。

●**症状について**　膝のどの部分が、いつごろから、どんなふうに痛むのか、あるいは痛み以外の症状があるのかを聞かれます。痛みの強さやどんなときに痛みが出たり、強くなったりするのかも重要なポイントです。安静にしているときや夜も痛くて眠れないという場合は、そのことも必ず伝えましょう。

痛み以外に膝を動かしたときに変な音がするとか、引っかかりを感じるようなことがあるときも伝えてください。

また、痛みによって日常生活で困っていること、例えば「たくさん歩けない」とか、「正座ができない」「しゃがめない」など、できるだけ具体的に挙げると診断の助けになります。

●**ふだんの生活の様子について** 生活サイクルや職業などを聞かれます。家事全般を一人でこなしているとか、仕事はデスクワークだけれど趣味でマラソンをしている、運送業で重いものを持つことが多い、農作業をしているなど、ふだんの生活の様子のほか、過去にハードなスポーツをしていたということも大切な情報です。

運動ではありませんが、茶道や華道などで長時間正座をしている習慣があればそれも伝えましょう。

●**持病、服用中の薬、過去のけがや病気について** 変形性膝関節症は全身の病気が原因の場合もあります。そのため、膝の痛み以外の不調があれば、そのことを伝えてください。また、持病や服用中の薬なども確認されます。お薬手帳を持参すれば、伝え忘れる心配がなく安心です。

そのほか、過去に事故などでけがをしたり、手術を受けたりしたことがあるとか、親やきょうだいなど家族に変形性膝関節症の人がいる場合は伝えてください。

Q19 どんな画像検査がおこなわれますか？

変形性膝関節症の診断にはエックス線検査などの画像検査がおこなわれます。

● **エックス線検査**　はじめの診察で**まずおこなわれるのがエックス線検査**（→Q20）です。立った姿勢で膝関節を正面と側面から撮影し、大腿骨《だいたいこつ》と脛骨《けいこつ》の様子や関節の状態を調べます。関節の隙間が狭くなっている様子や、骨どうしがぶつかっているかどうかを確認します。

また、エックス線検査では関節の端に骨棘《こつきょく》（骨が変形して、棘《とげ》のように突き出ている部分）ができている様子や、負荷がかかって骨が白くなっている部分があるかどうかも確認できます。

● **CT検査、MRI検査**　エックス線では骨は写りますが、軟骨や半月板《はんげつばん》は写りません。そのため、より詳しい検査が**必要なときはCT検査やMRI検査**（→Q21）がおこなわれます。

▼主な検査の画像（変形性膝関節症の場合）

エックス線

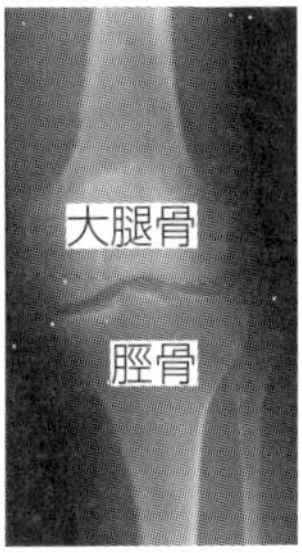

大腿骨と脛骨の隙間がわかる

CT

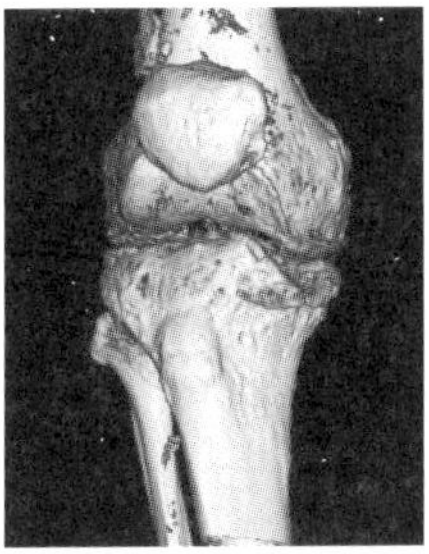

CTの画像。膝関節が立体的に見え、細かな部分も判別しやすい

MRI

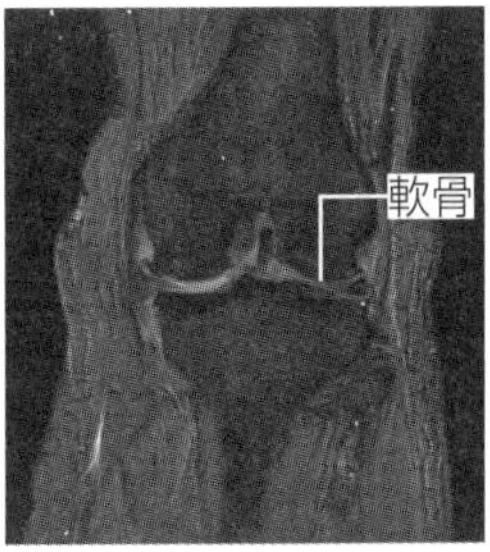

エックス線と異なり軟骨のすり減り具合もわかる

CT検査は、特に骨の状態をより詳しく調べることが目的です。軟骨のすり減り具合や半月板、靭帯《じんたい》、滑膜《かつまく》などの状態を調べるにはMRI検査が適しています。

これらの検査でエックス線検査では見つからなかった軟骨のすり減りや炎症がわかることもあります。CT検査やMRI検査は、手術前により詳しいデータが必要なときにもおこなわれます。

●**超音波検査** 関節液の貯留や半月板の異常、骨棘の有無を調べるには超音波検査もよく用いられています。

これらの画像検査は膝関節の経過を観察するうえでも役立つため、治療中も必要に応じておこないます。

Q20 エックス線検査で骨の状態がはっきりわかるのですか？

エックス線検査の画像から膝関節がグレード0～グレードⅣのどの段階にあるのかを判別することができます（ケルグレン・ローレンス分類）。

グレードによる分類は以下のとおりです。

●**グレード0**　健康な状態です。大腿骨《だいたいこつ》と脛骨《けいこつ》の隙間が正常に保たれていて、骨に異常がないと判断される状態です。このことから軟骨にも異常がないと考えられます。

ただし、異常がないように見えても患者さんが痛みを訴えることはあるため、精密検査をおこなう場合があります。

●**グレードⅠ**　大腿骨と脛骨の隙間には変化が起こっておらず、骨の一部分が硬くなっていたり、ごく小さな骨棘《こつきょく》ができたりしている場合はグレードⅠと判定します。

この段階はまだ変形性膝関節症とは診断されません。

●**グレードⅡ**　軟骨がすり減って大腿骨と脛骨の隙間が狭くなり始めている段階です。

一般的にグレードⅡから変形性膝関節症と診断されます。

● **グレードⅢ** 軟骨のすり減り具合が進み、大腿骨と脛骨の隙間がかなり狭くなってきます。骨棘も目立つようになります。

● **グレードⅣ** 末期の段階です。軟骨がほぼすり減っているために、骨どうしが直接ぶつかっている状態です。膝関節の変形もかなり進行しています。

このようにエックス線検査をもとに進行の程度を確認しますが、所見と患者さんが訴える痛みの程度が異なることはよくあります（→Q6）。そのため、エックス線検査の結果だけではなく、患者さんの訴える症状に応じて治療をおこないます。

▼エックス線でわかるグレード

グレードは全部で5段階に分類できる

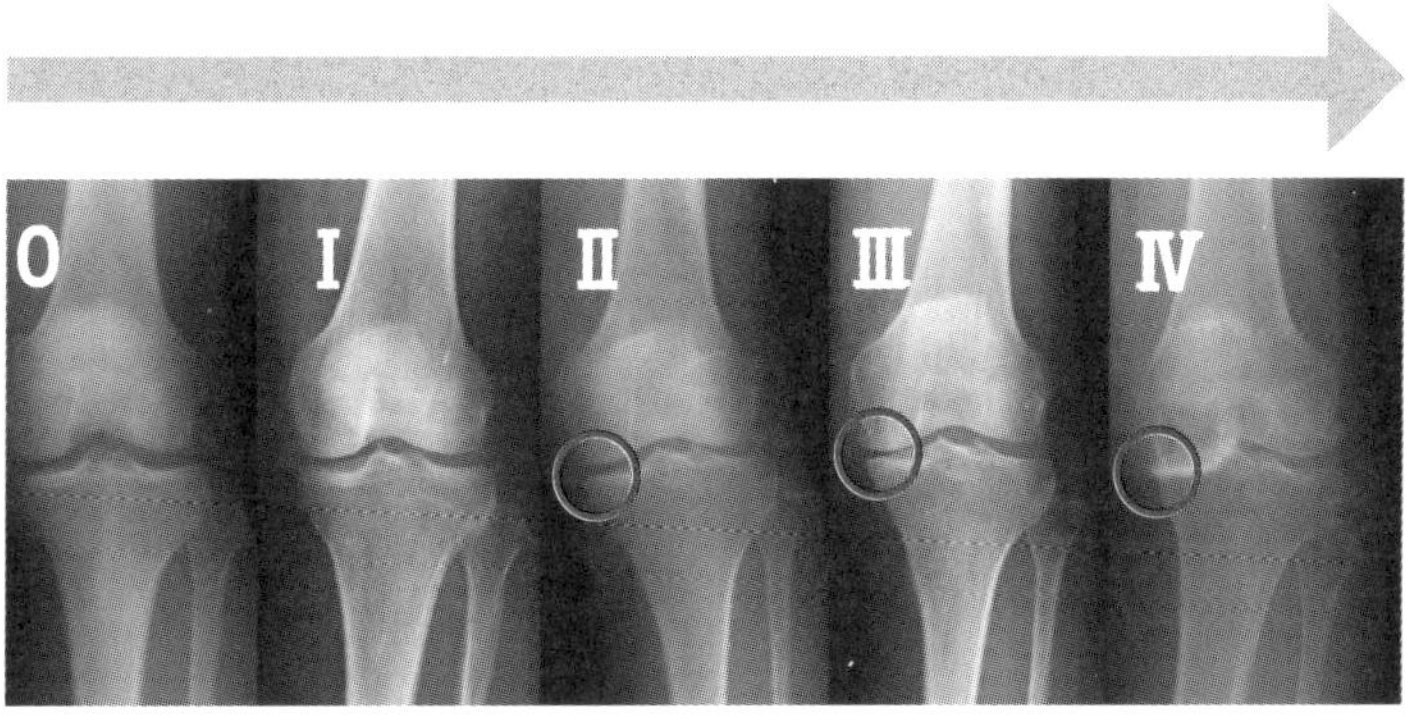
O
I
II
III
IV
健康
大きな変化はなし
すり減りが起こる
隙間が狭くなる
骨がぶつかる

Q21 CTやMRI、超音波検査は必ずおこないますか？

CTやMRI、超音波検査はエックス線検査だけでは診断が難しい場合や、手術が必要かどうかの判断や**手術前の精密検査としておこなわれるのが一般的**です。

● CT検査　コンピュータ断層撮影検査ともいい、エックス線で輪切りに撮影した画像をコンピュータ処理で立体画像にして、骨や関節の状態をより詳しく調べるのに有効です。エックス線検査でも骨のつぶれや欠損などはわかりますが、CTの画像では骨にあいた微小な孔《あな》やわずかな欠損も見つけられます。

● MRI検査　磁気共鳴画像検査ともいい、エックス線検査やCT検査ではわからない靭帯《じんたい》や半月板《はんげつばん》、軟骨、滑膜《かつまく》などの異常を調べるのに適しています。半月板や靭帯の損傷や関節液がたまっているかどうかもわかるため、有効な検査です。エックス線検査では骨の外観しか見ることができませんが、MRI検査では骨の内側の状態を確認することもできます。

また、ＭＲＩ検査は軟骨の厚みなども詳しく調べることができるため、人工関節置換術（→Ｑ62）で骨を切除する場合のデータをとる目的でもよくおこなわれています。患者さんの膝に適合する人工関節を設置するのに役立ちます。

ただ、ＭＲＩ検査は検査中に強力な磁気が発生するため、心臓のペースメーカーを植え込んでいる人や体内に金属が入っている人の一部の方は検査を受けることができません。

●**超音波検査**　以前よりも精度がよくなり、滑膜や半月板の状態を調べることができます。手軽にできて、検査中に患者さんにも苦痛がないことから、最近では外来でよくおこなわれるようになっています。

▼**CT 検査の画像**

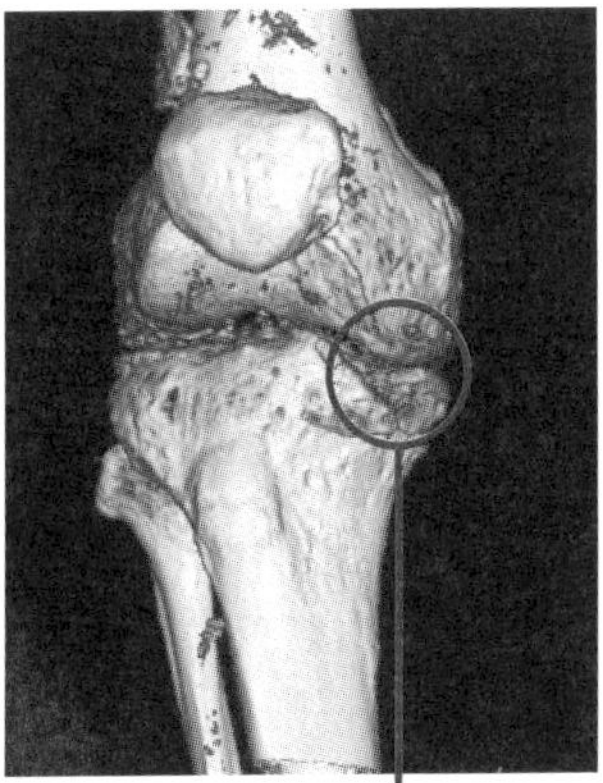

骨がぶつかり
陥没している

▼**MRI 検査の画像**

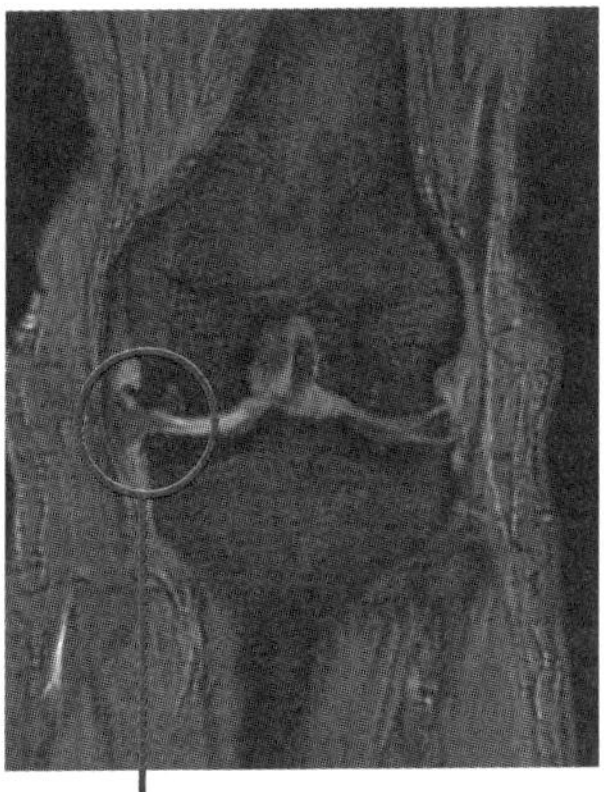

半月板がとび出して
骨の変色がみられる

Q22 血液検査や関節液検査も必要なのですか？

膝が痛くなる病気は変形性膝関節症だけとは限りません。**痛みが激しく、腫れや熱をともなっているときや膝の痛み以外に医師が気になる症状がある場合**は、診断を確定するために血液検査がおこなわれます。

●**血液検査**　炎症の有無やその程度を調べます。関節リウマチが疑われるときは、リウマチ因子や軟骨、滑膜《かつまく》などから分泌される酵素を調べます。

●**関節液検査**　関節液を注射器で抜き、成分から炎症の程度や原因の病気がないかを調べる検査です。**膝が腫れて関節液がたまっていることを医師が確認した場合に**おこないます。

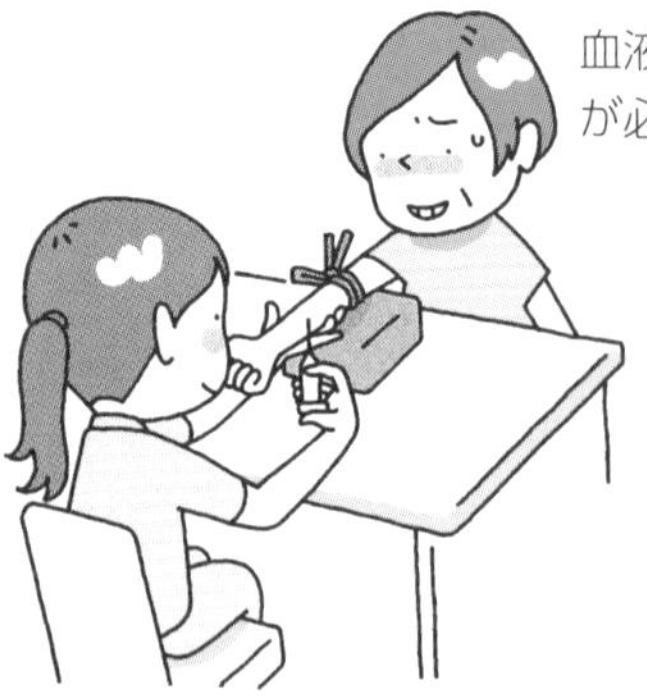

血液検査はすべての人が必要なわけではない

Q23 病院選び・よい医師を判断するポイントはありますか？

変形性膝関節症の治療は数ヵ月から数年にわたって続くことがあります。そのため、通院しやすいことがいちばんのポイントです。自宅から遠いと通院がおっくうになって、途中で治療をやめてしまうことがあります。**自宅や勤務先などから通いやすい整形外科**のあるクリニックや病院を選びましょう。

よい医師かどうかは、**話をよく聞いてもらえるかどうか**で判断するとよいでしょう。話をあまり聞いてもらえず、漫然と薬を処方するだけという場合は要注意です。薬を出すだけでなく、家庭でできるトレーニング法や生活の指導を積極的におこなっている医師や病院であれば安心です。また、手術が必要になったときなど、速やかに適切な医療機関を紹介してくれることも重要なポイントです。

そして、医師との相性も大切です。口コミや評判がよくても、自分と相性が悪いこともあります。自分が相談をしやすい医師であれば治療もスムーズです。

Q24 手術以外の治療方法はありますか？

変形性膝関節症と診断された場合、治療の選択肢は大きく2つに分けられます。手術と、それ以外の保存療法です。通常はまず保存療法が選択され、関節の変形をそれ以上進行させないようにしていきます。ただし、関節の状態によっては手術が必要になることもあります。

一般に、初期でエックス線検査で膝関節の変形がまだ軽度であるというときは保存療法が推奨されます。保存療法には、以下のものがあります。

● **運動療法**　ストレッチや筋力トレーニング、有酸素運動などで膝関節を支える筋肉を鍛えたり、膝の可動域を保ったりするのが目的です。

また、肥満によって膝に負担がかかっている人は、体重を適切にコントロールするための運動も必要です（→3章）。

● **生活指導**　膝を守るための日常生活での注意点です。肥満の改善、膝の保温、膝に負担をかけない動作や生活の工夫などがあります（→4章）。

● **薬物療法**　痛みや炎症を改善する消炎鎮痛薬の投与や関節内注射などがあります（→4章）。

● **装具療法**　装具を使用して膝の負担を軽減します（→4章）。

● **物理療法**　主に通院しながら受けるもので、膝を温める温熱療法や電気刺激療法

▼治療の流れ

「生活指導」「運動療法」「薬物療法」が保存療法の基本とされている。保存療法で改善しない場合には、手術を検討する。その間に、再生医療（→ Q77）をおこなうこともある

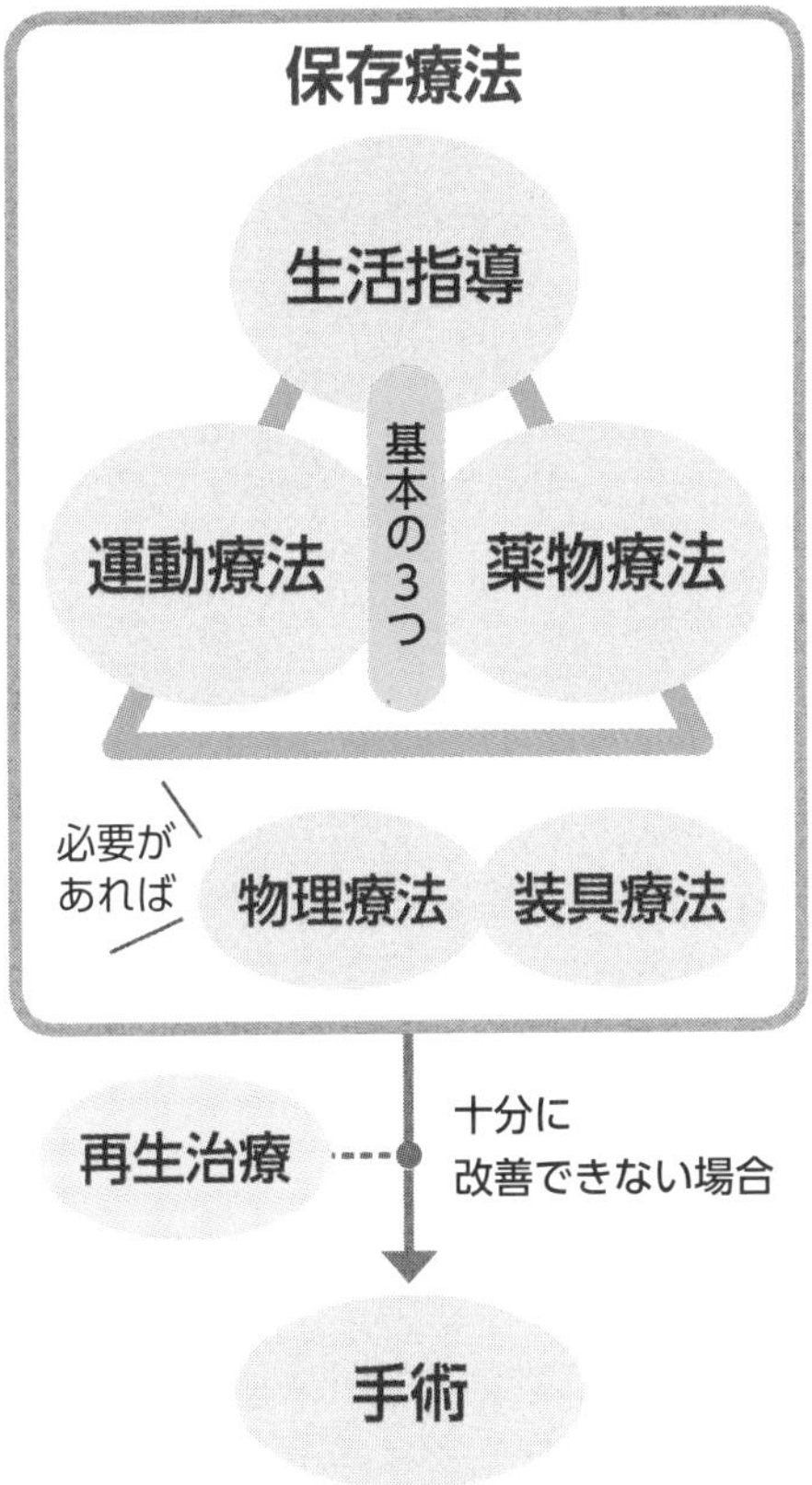
保存療法
生活指導
基本の3つ
運動療法
薬物療法
必要があれば
物理療法
装具療法
再生治療
十分に改善できない場合
手術

などがあります（↓4章）。

これらの保存療法を少なくとも3ヵ月～6ヵ月は続けてみます。それでも**効果が得られず痛みが強くなったり、関節の変形が進行したりしているときは手術を検討します**。ただ、実際には数年間は保存療法を継続して経過をみることが多いです。また、医師が手術をすすめる場合でも患者さんが保存療法を続けることを選ぶケースもよくあります。

変形性膝関節症では軟骨がすり減って関節の変形が進行していても、痛みがあまり強くならない人もいます。日常生活に支障をきたしておらず、薬や運動で症状を十分にコントロールできていれば、保存療法を続ける選択もあります。

しかし、歩くのもままならず、日常生活に支障があるようなときは手術に踏み切るタイミングといえるでしょう（↓Q57）。

どちらを選択するにしても、大切なのは患者さんが何を望んでいるかです。休み休み今の生活が続けられればよいという人もいれば、早めに手術をして仕事や趣味を楽しんで活動的に暮らしたいという人もいます。患者さん自身がどうしたいのかをよく考えて、医師と相談しながら治療法を選ぶとよいでしょう。

3

体を動かして、膝をラクにする

Q25 運動療法の目的は何ですか？

膝が痛くて思うように動かせない、歩くのがつらい。それなのに医師から運動療法をすすめられると、戸惑う人は多いかもしれません。運動したら余計に痛みが強くなるかもしれないと不安に思う人もいるでしょう。運動療法の**いちばんの目的は膝関節を支える筋肉を鍛え、膝の負担を減らして動かしやすくすること**にあります。

痛いからといって運動しないでいるとますます膝の状態を悪化させてしまいます。安静にばかりして運動不足になると、膝関節を支える筋肉だけでなく、全身の筋肉も衰えます。運動不足で肥満になると、体重が増えたぶん、さらに膝に負担をかけることになります。また、関節包《かんせつほう》内の関節液の循環が悪くなって、軟骨に十分な栄養が届かなくなったり、膝関節周囲の筋肉や腱《けん》などの組織が硬くなって、膝の可動域が狭くなったりします。

運動不足は膝関節の状態を悪化させるだけでなく、立ち座りや歩行など日常生活の動作

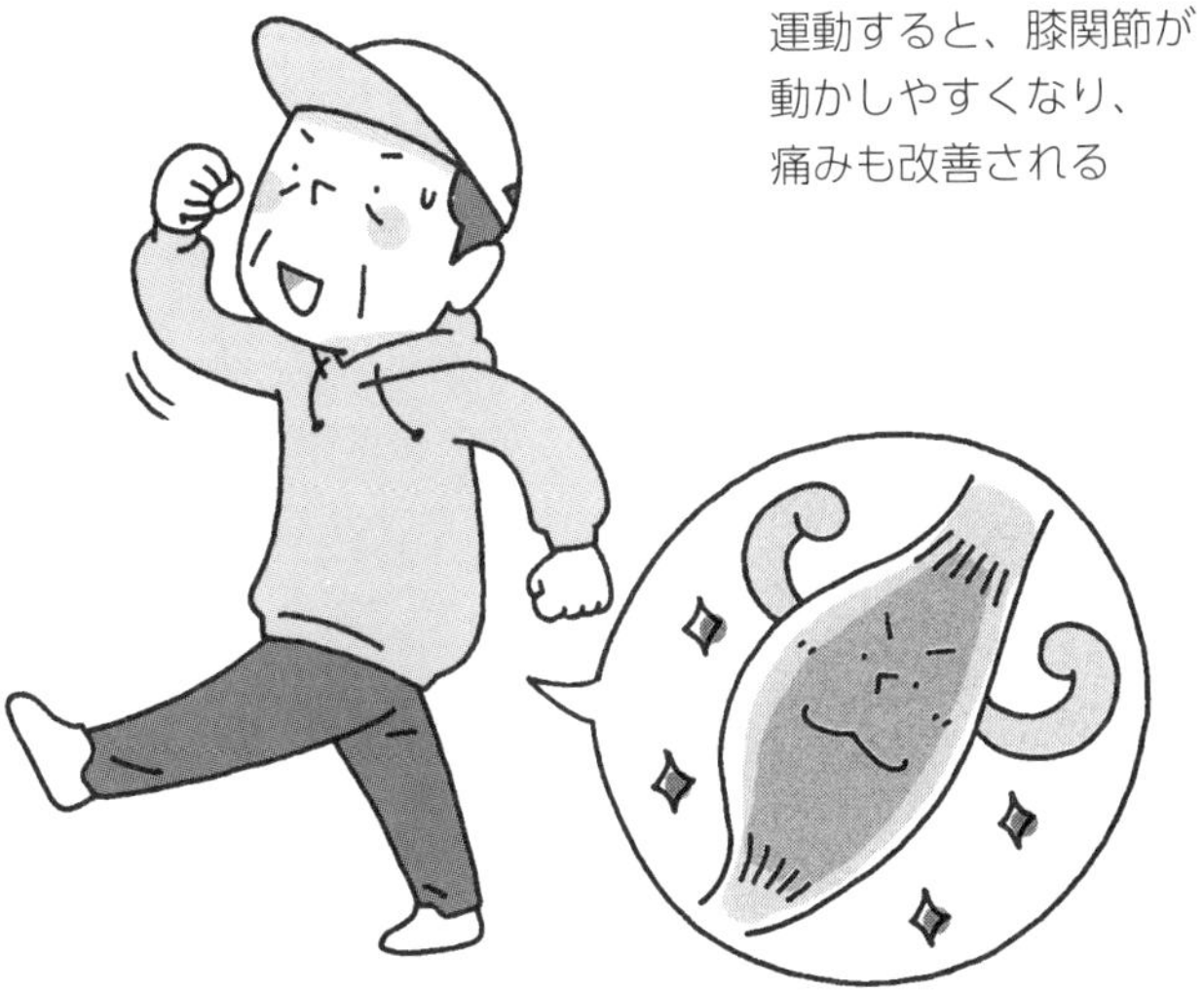
運動すると、膝関節が
動かしやすくなり、
痛みも改善される

にも影響し、生活の質全体を著しく下げる要因にもなるのです。こうしたことを防ぐためにも運動は必要不可欠なのです。

運動療法は筋力の増強、関節の柔軟性の維持・向上、持久力を高め、心血管病（心筋梗塞や脳卒中などの病気）のリスクを低下させます。

さらに、運動によって脳内にエンドルフィン（神経伝達物質）が分泌され、痛みを感じにくくさせる効果なども期待できます。つまり、**膝関節の痛みが軽減できる**のです。

変形性膝関節症の治療において、運動療法はたいへん重要な役割を果たしているといえます。

Q26 運動療法には通院が必要ですか？

変形性膝関節症の運動療法では、ストレッチと筋力トレーニング、有酸素運動を組み合わせるのが一般的です。

どんな運動を、どれくらいおこなうのかについては、膝関節の状態に応じて医師が決めます。それにしたがって運動しましょう。

運動療法でおこなうストレッチや筋力トレーニングには、特別な道具は必要ありません。家庭にあるいすやクッション、枕などを使い、自宅で、自分ひとりでできるものがほとんどですから、**運動療法のためだけに通院する必要もありません。**

ただ、通院している病院にリハビリテーション担当の理学療法士がいて、膝の状態によって医師が必要と診断した場合やきちんとトレーニングを受けたい人、自宅ではなかなか続けられないなど、**患者さん本人が希望する場合には通院して運動療法の指導を受ける**こともできます。

Q27 どんな運動が効果的ですか？

自宅でおこなう運動療法のメニューは**ストレッチ**（→Q31）と**筋力トレーニング**（→Q32）、**有酸素運動**（→Q33）の3つで、それぞれに異なる目的と効果があります。

ストレッチは膝関節周囲の筋肉の柔軟性を高め、膝をスムーズに動かせるようにする効果があります。血流が促され、痛みをやわらげる効果もあります。

筋力トレーニングは**膝関節を支える筋肉**を鍛えることで膝への負担を軽減します。太ももなど下半身の筋肉は全身の筋肉の約60％を占めており、これらの筋肉を鍛えることは全身の筋力アップにもつながります。また、下半身の筋肉を動かすと「マイオカイン」というホルモンの分泌が増えます。このホルモンには筋肉や骨の強化、脂肪組織の分解などの働きがあるとされ、膝関節への負担の緩和につながります。

有酸素運動は全身の血行を促したり、心肺機能を高めたりする効果があります。痛みを感じにくくする神経の働きを高める効果もあり、痛みの軽減にも役立ちます。

Q28

運動で痛みが悪化しないか心配です

Q25でも述べたように、膝が痛いからといって運動療法をおこなわず、膝を動かさずにいると、ますます関節の状態が悪化したり、痛みが長引いたりすることになります。そして、思うように体を動かせなくなると気持ちが落ち込んだり、活動量も減ってさらに筋力の低下を招き、痛みを悪化させるという悪循環に陥ります。こうした負の連鎖を断ち切るためにも運動療法がすすめられて

▼痛みの悪循環

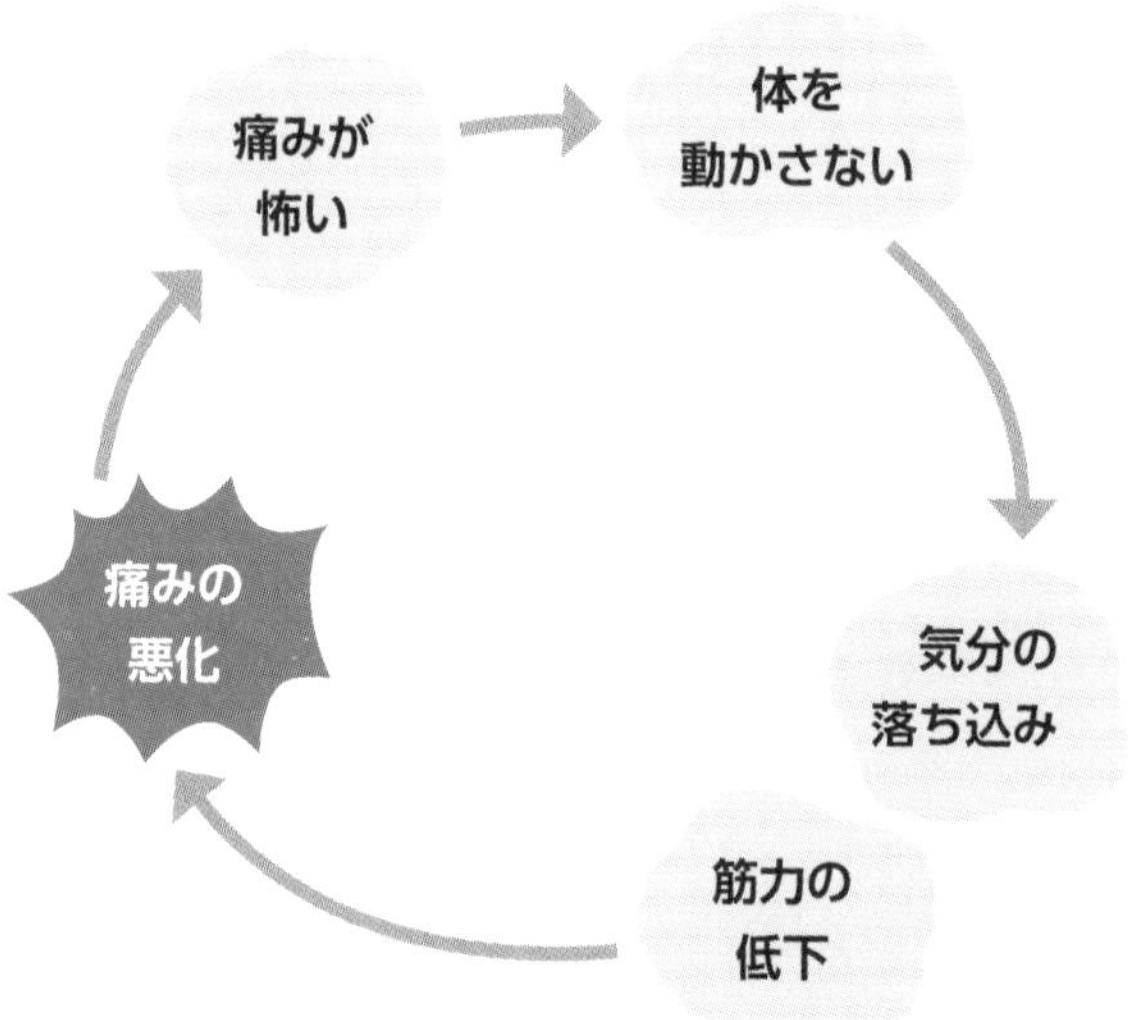

郵便はがき

料金受取人払郵便

小石川局承認

1106

差出有効期間
2024年6月30
日まで

112-8731

東京都文京区音羽二丁目
十二番二十一号

講談社第一事業局学芸部
からだところ
編集チーム 行

(フリガナ)
ご芳名

男・女（　　歳）

メールアドレス

ご自宅住所　（〒　　　　　）

ご職業　1 大学院生　2 大学生　3 短大生　4 高校生　5 中学生　6 各種学校生徒
7 教職員　8 公務員　9 会社員(事務系)　10 会社員(技術系)　11 会社役員
12 研究職　13 自由業　14 サービス業　15 商工業　16 自営業　17 農林漁業
18 主婦　19 家事手伝い　20 フリーター　21 その他(　　　　　)

★今後、講談社から各種ご案内やアンケートのお願いをお送りしてもよろしいでしょうか。ご承諾いただける方は、下の□の中に○をご記入ください。

□ 講談社からの案内を受け取ることを承諾します

TY 000062-2205

愛読者カード

ご購読ありがとうございます。皆様のご意見を今後の企画の参考にさせていただきたいと存じます。ご記入のうえご投函くださいますようお願いいたします（切手は不要です）。

お買い上げいただいた本のタイトル

●本書をご購入いただいた動機をお聞かせください。

●本書についてのご意見・ご感想をお聞かせください。

●今後の書籍の出版で、どのような企画をお望みでしょうか。
興味のある分野と著者について、具体的にお聞かせください。

●本書は何でお知りになりましたか。
1. 新聞（　　　）　2. 雑誌（　　　）　3. 書店で見て
4. 書評を見て　5. 人にすすめられて　6. その他

いるのです。

痛みがあるのに運動すると悪化してしまうのではないかと心配になるのも理解できますが、**多少痛みがあっても運動療法をおこなうメリットのほうが上回ります**。

運動療法には筋力の増強、関節の柔軟性を高める、持久力のアップなどの目的がありますが、運動によって脳内でエンドルフィンの分泌が増えて痛みが軽減されたり、マイオカインというホルモンが分泌されて膝関節への負担が軽減されたりすることも明らかになっています。運動したほうが断然よい効果があるのです。

運動療法でおこなうストレッチや筋力トレーニングは、膝に強い負担がかからないものです。そのため、運動中に多少の痛みがあっても続けて大丈夫です。目安としては、**そのとき耐えられる程度の痛みなら運動してもかまいません**。動かすときにちょっと膝が痛いけれど、がまんできる状態ならがんばって続けてみましょう。

ただし、翌日まで痛みが続くとき、また安静時にも痛むときや、膝が腫れて熱をもっているときは運動療法を休んで受診しましょう。

また、運動するときに膝関節に何か引っかかる感じがして、膝を十分に伸ばせないときは半月板《はんげつばん》の異常が考えられるため、受診してください。

Q29 スポーツが原因でも運動療法をおこなうのですか？

ジョギング、マラソンなどの陸上競技をはじめ、ジャンプやピボット運動（片脚を軸にして、もう片方の脚を動かす）をともなう動きが多いバスケットボール、バレーボールなど、体を激しく動かす競技は膝関節への衝撃が強く負担がかかりやすいため、膝関節を傷める原因になります。

こうしたスポーツによる膝の使いすぎが原因の場合、安静にしているほうがよいのではと思うかもしれませんが、やはり**運動療法をおこなうことが重要**です。運動をしないと、筋肉が痩せてしまい、膝への負担が増えてしまいます。

腫れや痛みなどの**症状が落ち着いてきたらストレッチや筋力トレーニングを開始**します。注意したいのは、もともとスポーツをしている人はふだんから鍛えているため運動療法でも無理をしがちです。ストレッチや筋力トレーニングの種類、強度や回数・頻度については医師の指示を守っておこないましょう。

Q30 運動するときの注意点はありますか？

基本的に、**膝の腫れや痛みが強く、熱をもっているときは運動を控えます。**また、高血圧や糖尿病などの持病で体調が悪いときも無理をせず、自分の体調を考慮して判断します。

運動を開始するときは**いきなり力を入れたり、勢いをつけて急に動かしたりしないようにします。**体が温まっていない状態で動かすと、筋肉を傷めてしまいます。お風呂上がりなど、筋肉がほぐれた状態のときにおこないましょう。

運動時に痛みがある場合、がまんできる程度であれば運動してもかまいません。ストレッチは、〝痛いけれど気持ちいい〟と感じる強さが目安です。筋力トレーニングで**筋肉痛が出たときは回数を少し減らすか、痛みが強いときは1日休みます。**

筋トレを続けるうち運動をラクにできるようになったら、筋力がついてきた証拠です。このまま継続していきましょう。

Q31 簡単にできるストレッチを教えてください

ストレッチの目的は、膝関節周辺の筋肉をゆっくりと動かして伸ばし、ほぐすことです。筋肉を伸ばすと、関節の隙間や周囲の腱《けん》、靭帯《じんたい》などもいっしょに引っ張られます。続けることで膝が動かしやすくなり、可動域が広がります。それによって膝を動かしやすくなります。筋力トレーニングの前にゆっくりとストレッチをおこなうことで準備運動にもなります。

ストレッチのポイントは、**動かし始めはゆっくりと、反動をつけないようにして、"痛いけれど気持ちいい"と感じる程度を目安にします。**息を止めず、呼吸をしながらおこないます。そして、伸ばす部分の筋肉をしっかりと意識することが大切です。体が硬く、基本のポーズがうまくできない人はいすやタオルを使って無理なくできる方法でおこないましょう。ストレッチを続けるうちに、しだいに柔軟性がついてスムーズに動かせるようになります。

膝の動きをよくするストレッチ

運動をするときは、まずはストレッチから始めましょう。膝まわりがほぐれ、スムーズに動かせるようになります。

▼太ももをストレッチ

横向きに寝転び、上側の手で上側の足首をつかむ。つかんだ足のかかとをできるだけお尻に引き寄せる。そのまま 30 秒キープして、元の体勢に戻す。反対側の脚も同様にする

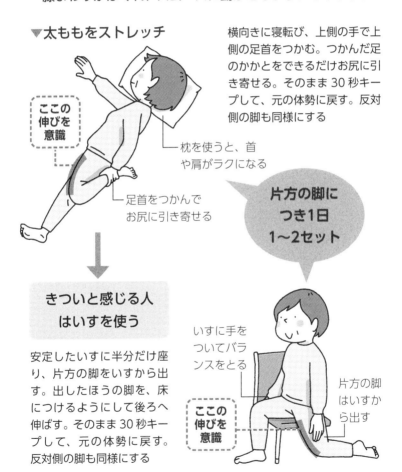

ここの伸びを意識
枕を使うと、首や肩がラクになる
足首をつかんでお尻に引き寄せる

片方の脚につき1日1〜2セット

きついと感じる人はいすを使う

安定したいすに半分だけ座り、片方の脚をいすから出す。出したほうの脚を、床につけるようにして後ろへ伸ばす。そのまま 30 秒キープして、元の体勢に戻す。反対側の脚も同様にする

いすに手をついてバランスをとる
片方の脚はいすから出す
ここの伸びを意識

▼脚の後ろをストレッチ

床に座って両脚をまっすぐに伸ばし、背中は壁にまっすぐつける。そのまま両手で両膝を30秒軽く押したら、体の力を抜く。押すときに反動はつけないようにする

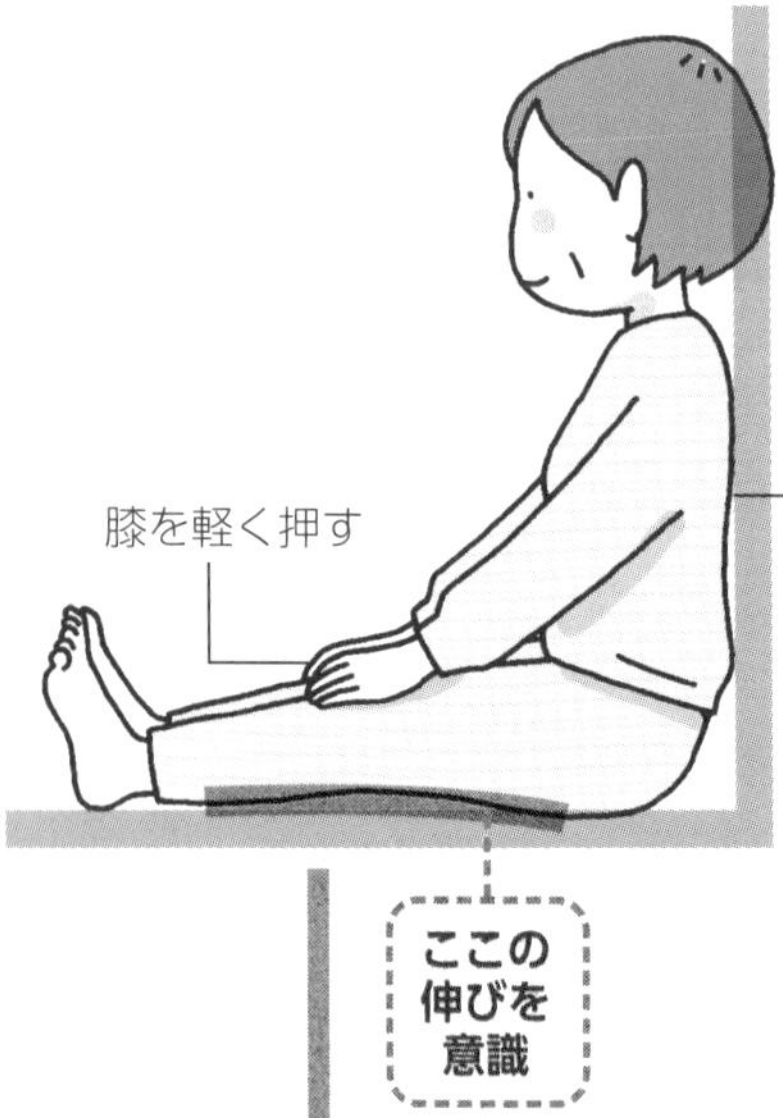

膝を軽く押す
背中は壁につける
ここの伸びを意識

1日
1〜2セット

きついと感じる人はいすを使う

安定したいすに浅く座り、片方の脚をまっすぐ前に出す。膝を伸ばすように30秒軽く押したら、体の力を抜く。押すときに反動はつけない。反対側の脚も同様にする

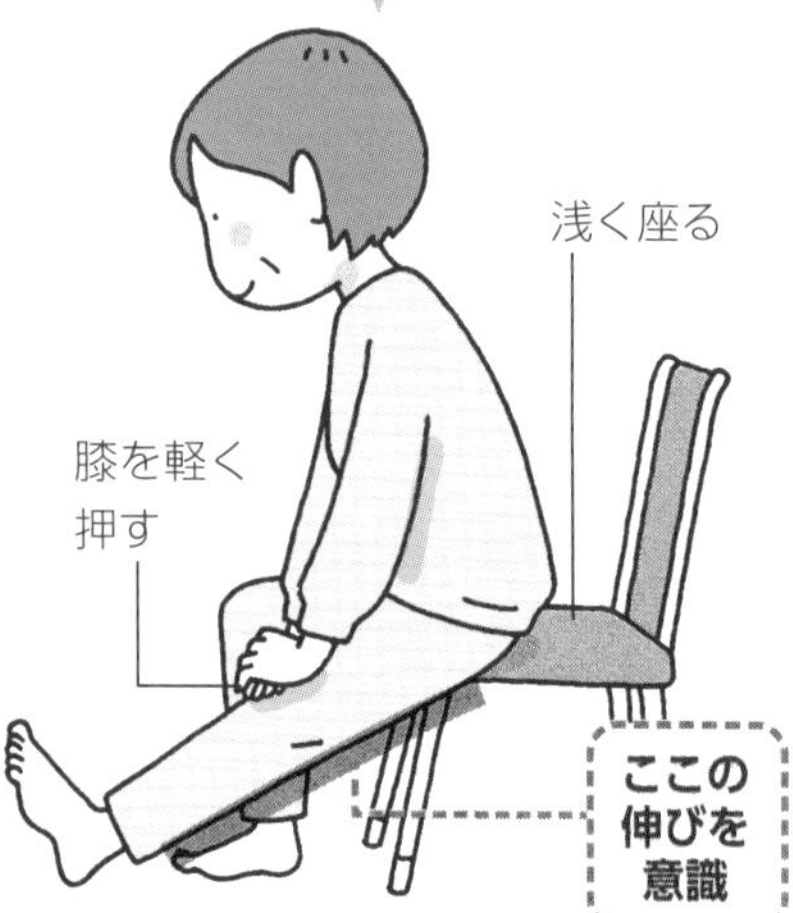

浅く座る
膝を軽く押す
ここの伸びを意識

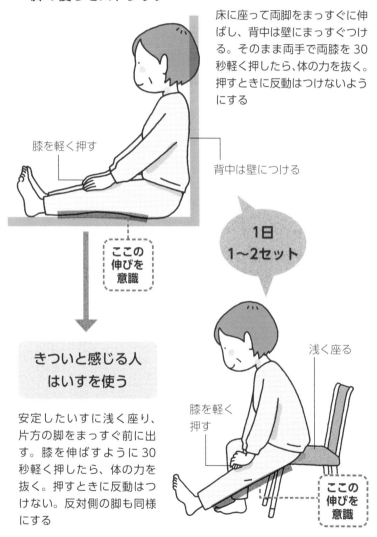

▼膝まわりをストレッチ

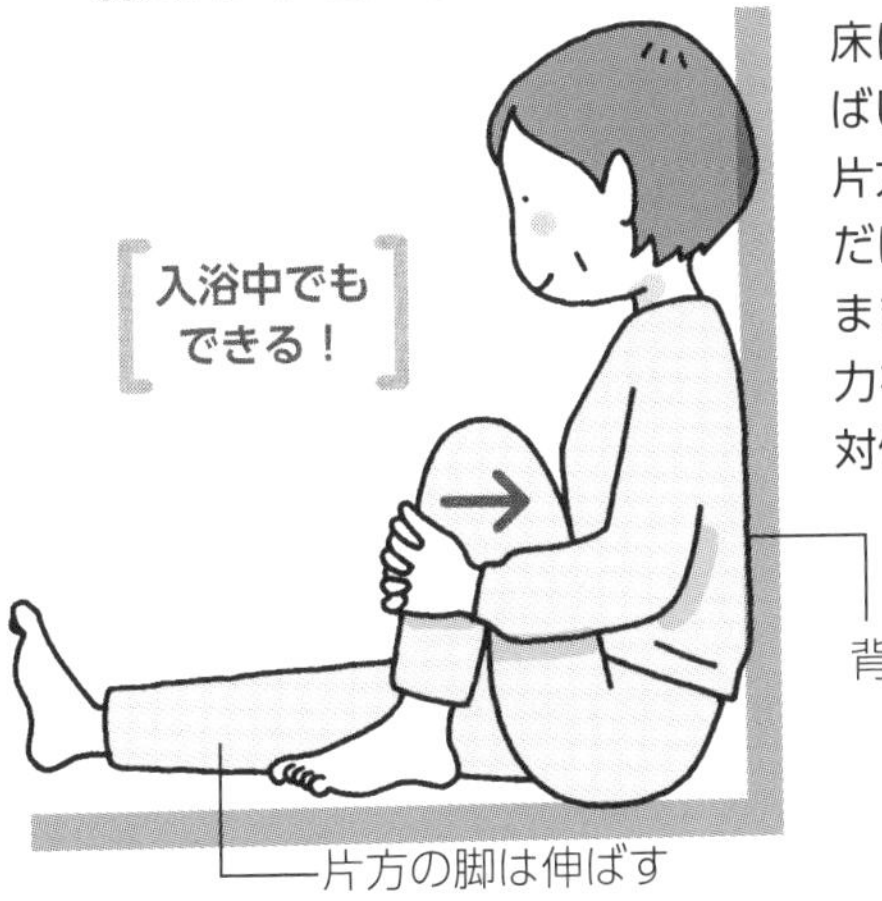
入浴中でも
できる！
背中は壁につける
片方の脚は伸ばす

床に座って両脚をまっすぐに伸ばし、背中は壁にまっすぐつける。片方の膝を曲げ、両手でできるだけ上半身に引き寄せる。そのまま 30 秒キープしたら、体の力を抜き、元の体勢に戻す。反対側の脚も同様にする

1日
1〜2セット

膝が曲がりにくい人はタオルを使う

横長のタオルを用意する。両脚をまっすぐに伸ばし、背中は壁にまっすぐつける。片方の脚を曲げ、足首の上辺りにタオルをひっかけ、できるだけ上半身に引き寄せる。そのまま 30 秒キープしたら、体の力を抜き、元の体勢に戻す。反対側の脚も同様にする

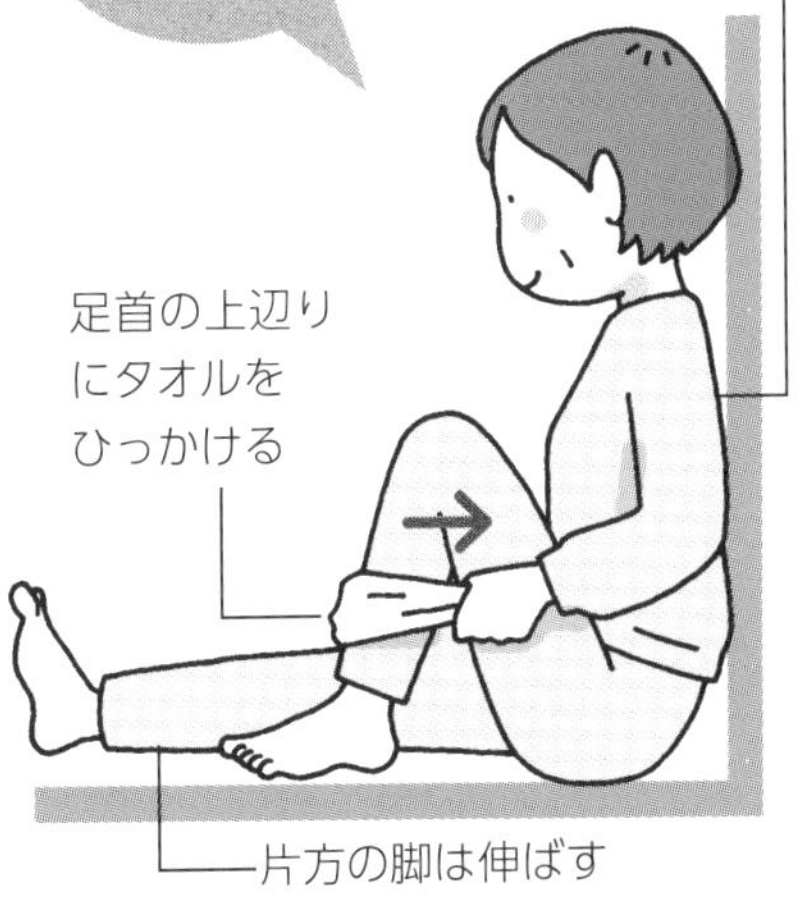
背中は壁につける
足首の上辺り
にタオルを
ひっかける
片方の脚は伸ばす

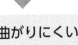

Q32 おすすめの筋力トレーニングはありますか？

筋力トレーニングでは、**太ももの筋肉を中心に鍛えるのがおすすめです。**太ももの前側は膝を伸ばしたり、膝関節を支えて安定させたりする働きがある筋肉です。後ろ側の筋肉は膝を曲げたり、外側にねじったりする働きがあります。

また、**股関節近くの筋肉も鍛える**とよいでしょう。股関節の外側は歩行時の膝を安定させ、内側は膝周囲の筋肉のバランスを保つ役割があります。

これらの筋肉を鍛えることで膝関節を支える筋力が全体的にアップし、膝への負担が軽減されます。

なお、筋力トレーニングをおこなうときは、鍛えている筋肉を意識しながら動かしましょう。トレーニング中に正しくできているかを確認するには、その部分の筋肉を手で触ってみてください。力が入って筋肉がしっかり硬くなっている場合は、正しくできています。

膝の負担を軽くする筋力トレーニング

膝を支える筋肉を鍛えると、膝への負担を減らすことができます。無理せず、できるものを選んでおこないましょう。

▼脚上げ

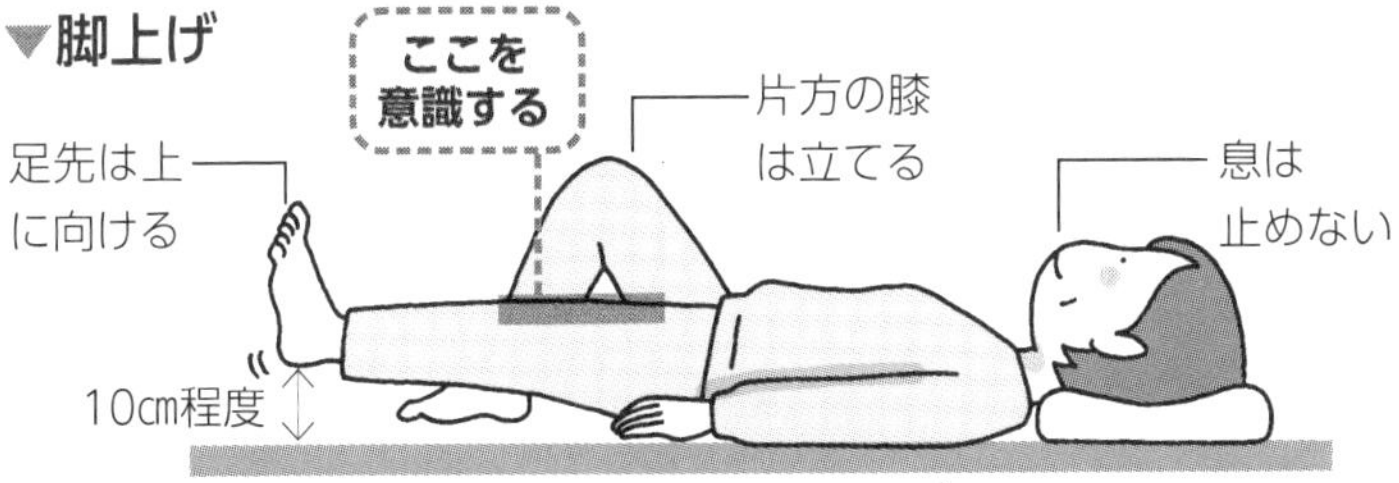
ここを意識する
片方の膝は立てる
足先は上に向ける
息は止めない
10cm程度

あお向けになる。片方の脚をまっすぐに伸ばし、もう一方の膝は立てる。伸ばした脚を10cm程度上げ、5秒キープしたらゆっくり床に下ろす。3秒休んだら、再び上げる。反対側の脚も同様にする

片方の脚につき20回 1日1セット

上げられない人は、いすに座っておこなう

安定したいすに浅く座り、両手で座面をつかむ。片方の脚をまっすぐ前に出す。前に出した脚を20cm程度上げ、5秒キープしたらゆっくり床に下ろす。3秒休んだら、再び上げる。反対側の脚も同様にする

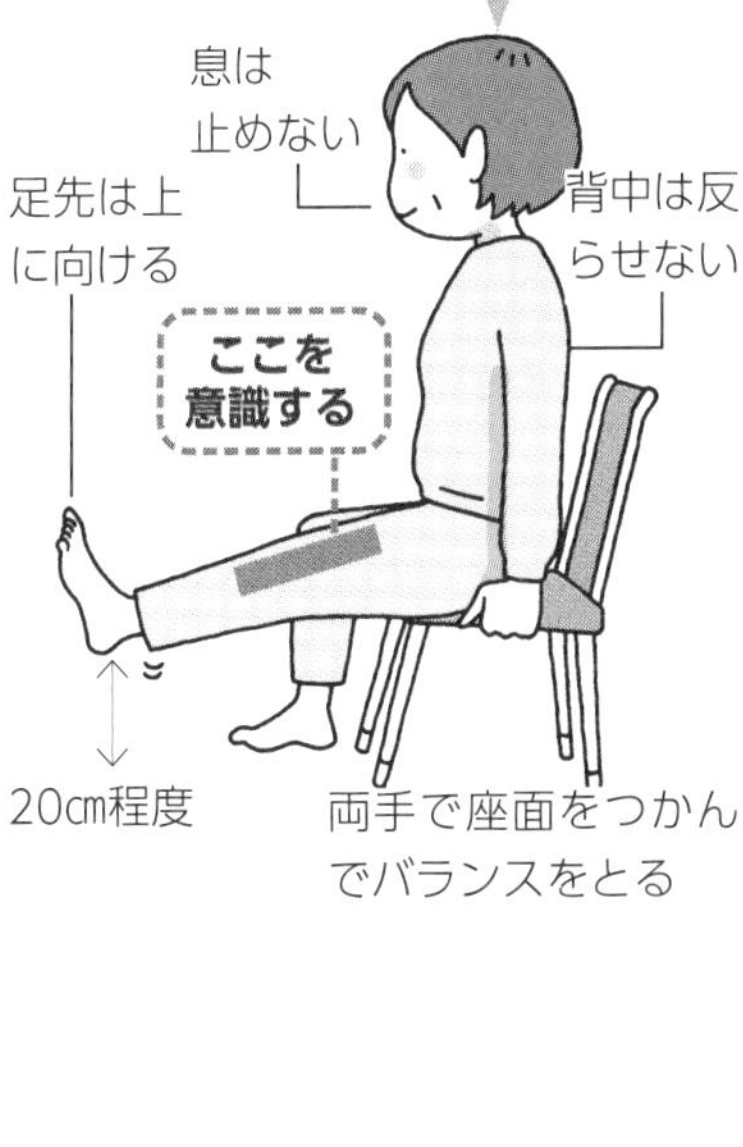
息は止めない
足先は上に向ける
背中は反らせない
ここを意識する
20cm程度
両手で座面をつかんでバランスをとる

▼クッションを挟む

床に座って両脚を伸ばし、クッションを膝から太もも辺りに挟む。両手を後ろについたら、太ももでクッションを5秒押し、3秒休む

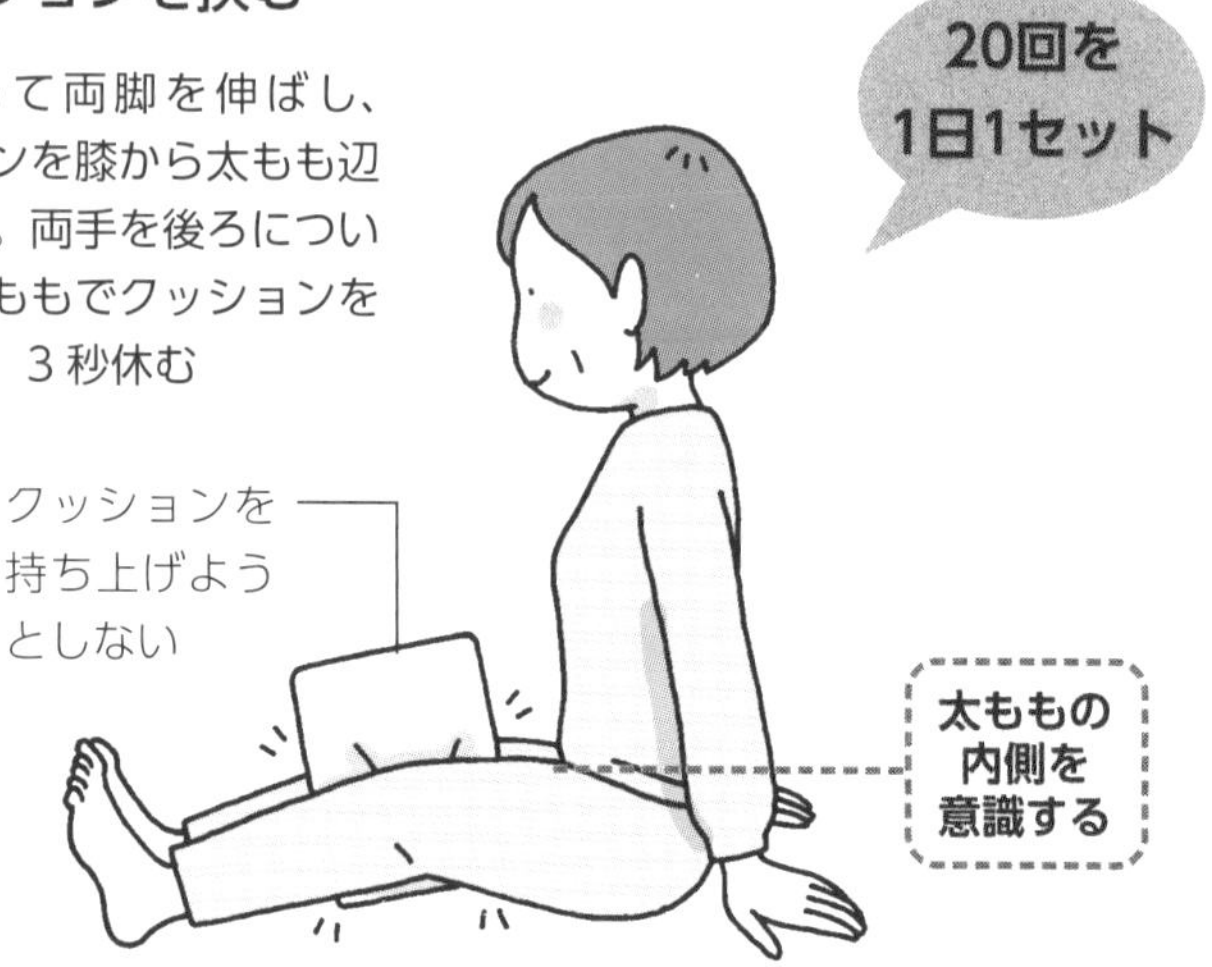
20回を
1日1セット
クッションを
持ち上げよう
としない
太ももの
内側を
意識する

▼クッションをギューッと押しつける

床に座って片方の脚を伸ばし、もう一方の膝は立てる。伸ばしたほうの脚の膝下にクッションを入れる。両手を後ろについたら、クッションをギューッと床に5秒押しつける。反対側の脚も同様にする

膝上の
やや内側を
意識する
片方の脚
につき10回
1日
3～5セット
丸めたバスタオルでもよい

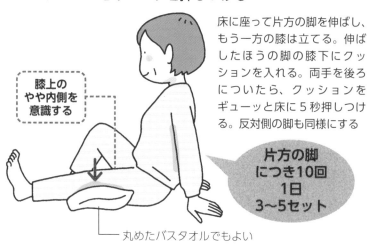

▼かかと上げ

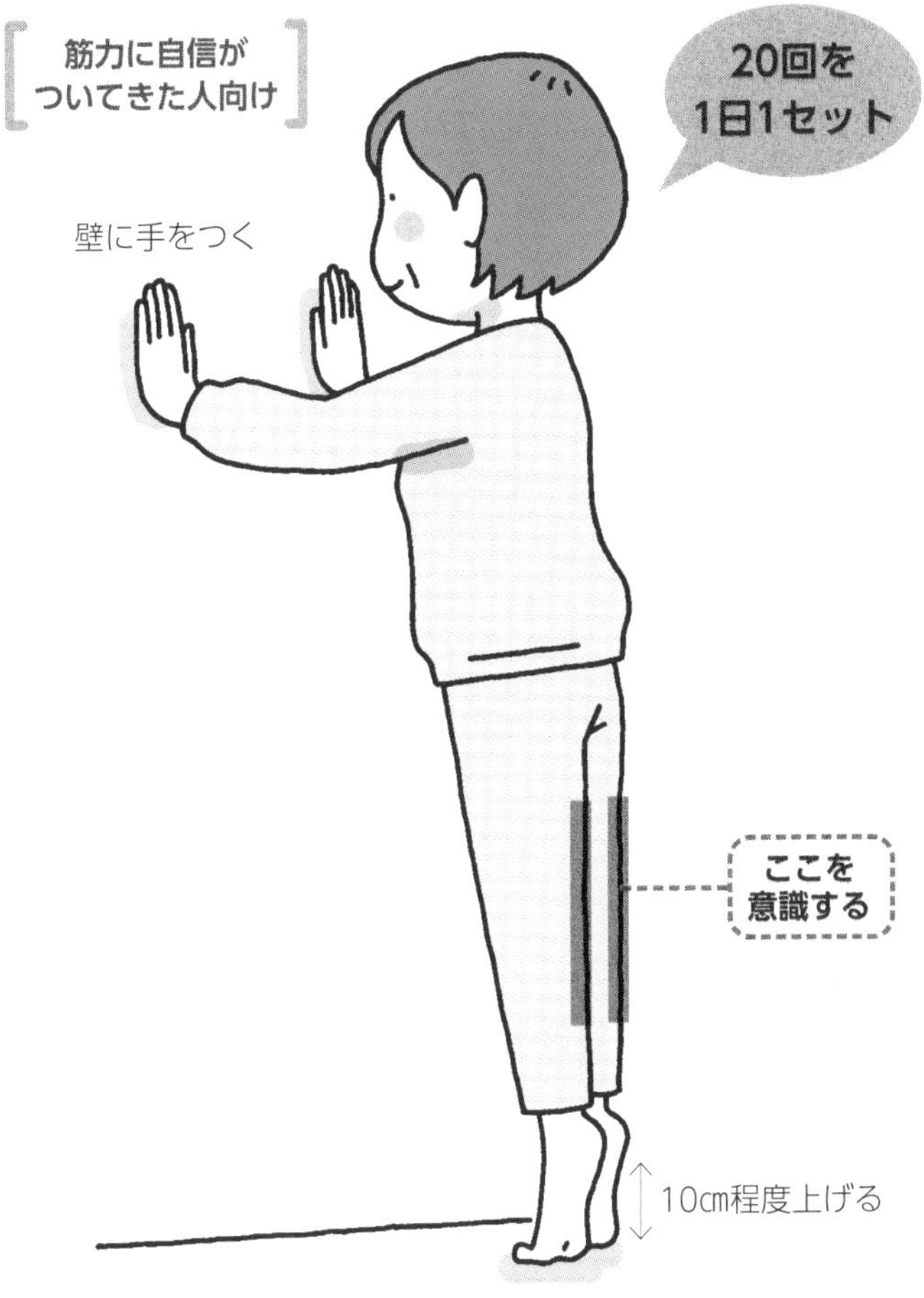
筋力に自信がついてきた人向け
20回を1日1セット
壁に手をつく
ここを意識する
10㎝程度上げる

壁に両手をつき、両足のかかとを上げる。かかとは床から 10㎝程度浮かせるイメージ。かかとを上げたら 5 秒キープし、ゆっくり下ろして 3 秒休む

▼脚の横上げ

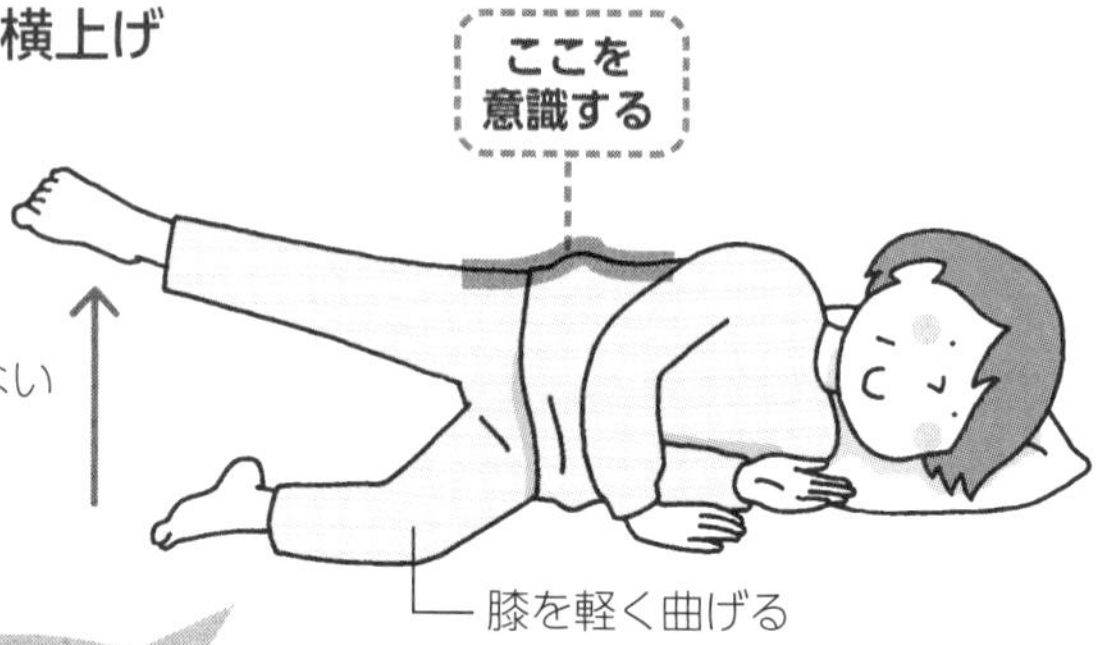

ここを
意識する
無理のない
範囲で
上げる
膝を軽く曲げる

片方の脚につき
20回
1日1セット

体がまっすぐになるように横向きになり、下側の膝を軽く曲げる。上側の脚はまっすぐ伸ばし、無理のない範囲まで上げる。上げきったら、5秒キープ。終わったら、ゆっくり下ろし、2秒休む。反対側の脚も同様にする

▼片脚立ち

1日
2〜3セット

安定したいすの真横に、両脚を肩幅くらいに開いて立つ。いす側の手で背もたれにつかまる。

いすと離れている側の脚を外側に開くように上げ、30〜60秒キープしたら下ろす。反対側の脚も同様にする

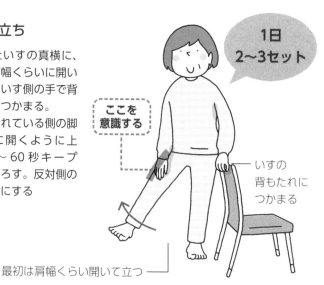

ここを
意識する
いすの
背もたれに
つかまる
最初は肩幅くらい開いて立つ

▼タオルのたぐり寄せ

1

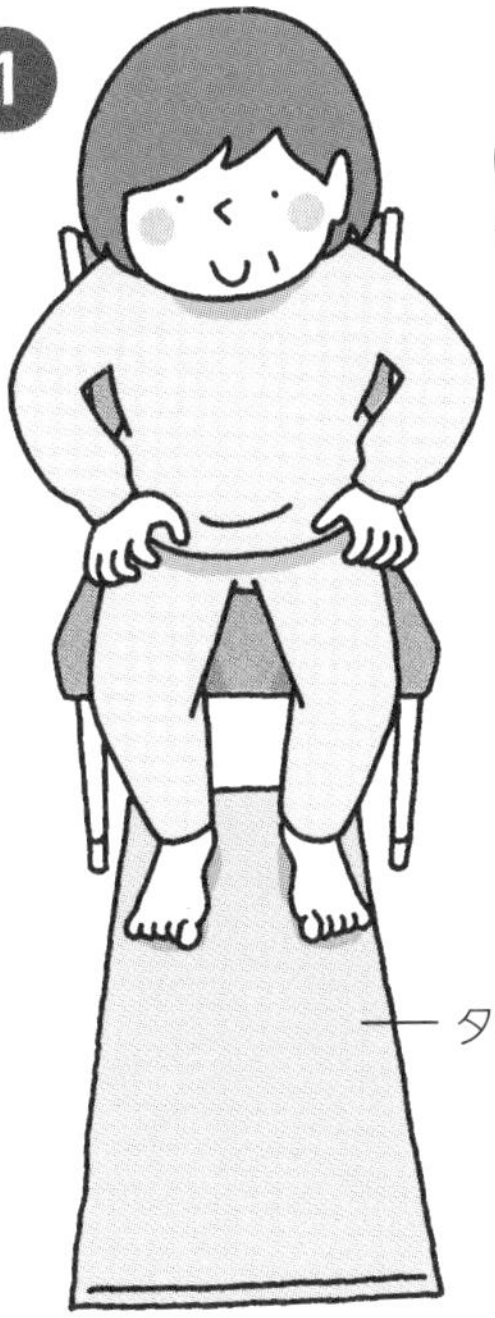

いすに座り、両足の下にタオルを敷く

10回を1日2〜3セット

2

足指全体を使って、タオルをたぐり寄せる。ゆっくり大きく5回したら、素早く5回おこなう

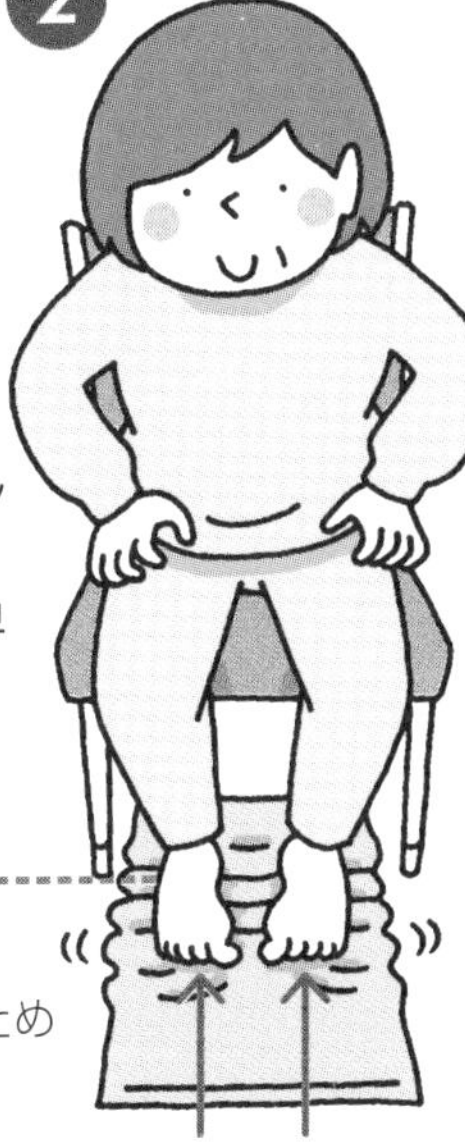

歩くときに、蹴り出すための筋肉が鍛えられる

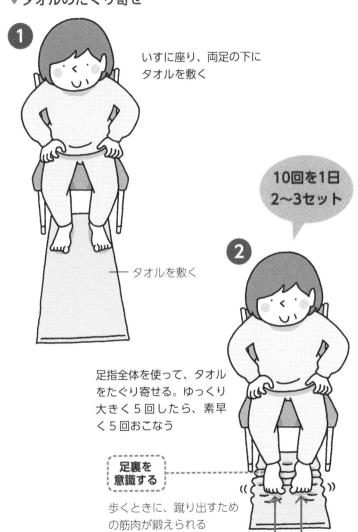

Q33 膝への負担が少ない有酸素運動は何ですか？

代表的な有酸素運動には、ウォーキングやジョギング、水泳、水中ウォーキング、サイクリング（自転車こぎ）などがあります。

最も手軽ですぐにでも始められるのがウォーキングです。ただ、ふつうに歩くだけでも膝には約3倍もの体重がかかるため、膝の痛みが強いときはたくさん歩きすぎないようにします。ふだん杖を使っている人は、杖をついてのウォーキングでも効果があります。両手にウォーキング用のストックを持つノルディックウォーキングは、膝への負担が減らせます。膝の痛みが強いときや歩くのが苦手な人は、サイクリングや室内で使うトレーニング用の自転車（エルゴメーター）をこぐのもよいでしょう。

公共のプール施設などが近所にある人は、水中ウォーキングや水泳も考えてみましょう。水の浮力によって膝への負担が軽減されるため、痛みが強い人やO脚が進んでいる人には特におすすめです。

ラクラク有酸素運動

有酸素運動はできることからでかまいません。持病がある人は、かかりつけ医に相談してから始めましょう。

▼ウォーキング

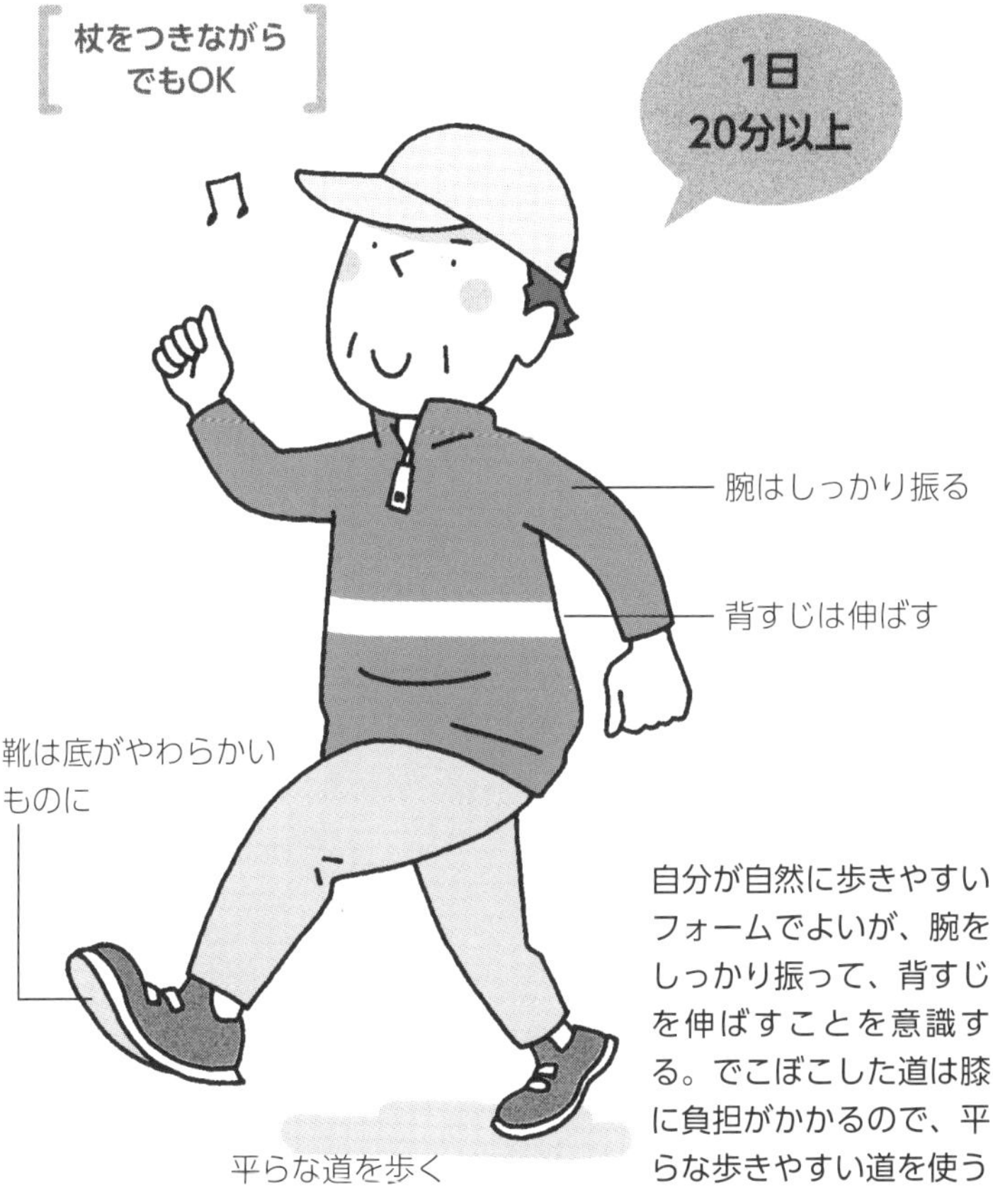

杖をつきながらでもOK
1日 20分以上
腕はしっかり振る
背すじは伸ばす
靴は底がやわらかいものに
平らな道を歩く

自分が自然に歩きやすいフォームでよいが、腕をしっかり振って、背すじを伸ばすことを意識する。でこぼこした道は膝に負担がかかるので、平らな歩きやすい道を使う

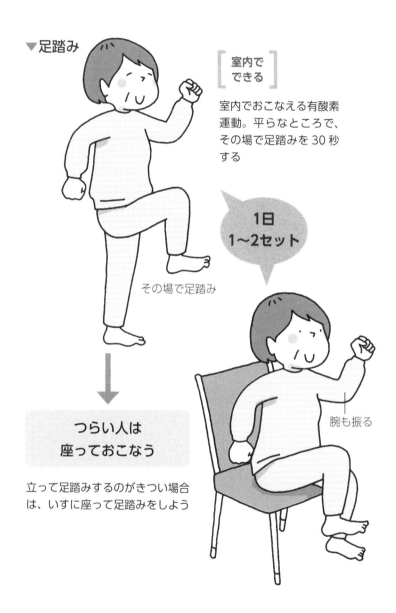

▼足踏み

［室内でできる］

室内でおこなえる有酸素運動。平らなところで、その場で足踏みを 30 秒する

**1日
1〜2セット**

**つらい人は
座っておこなう**

立って足踏みするのがきつい場合は、いすに座って足踏みをしよう

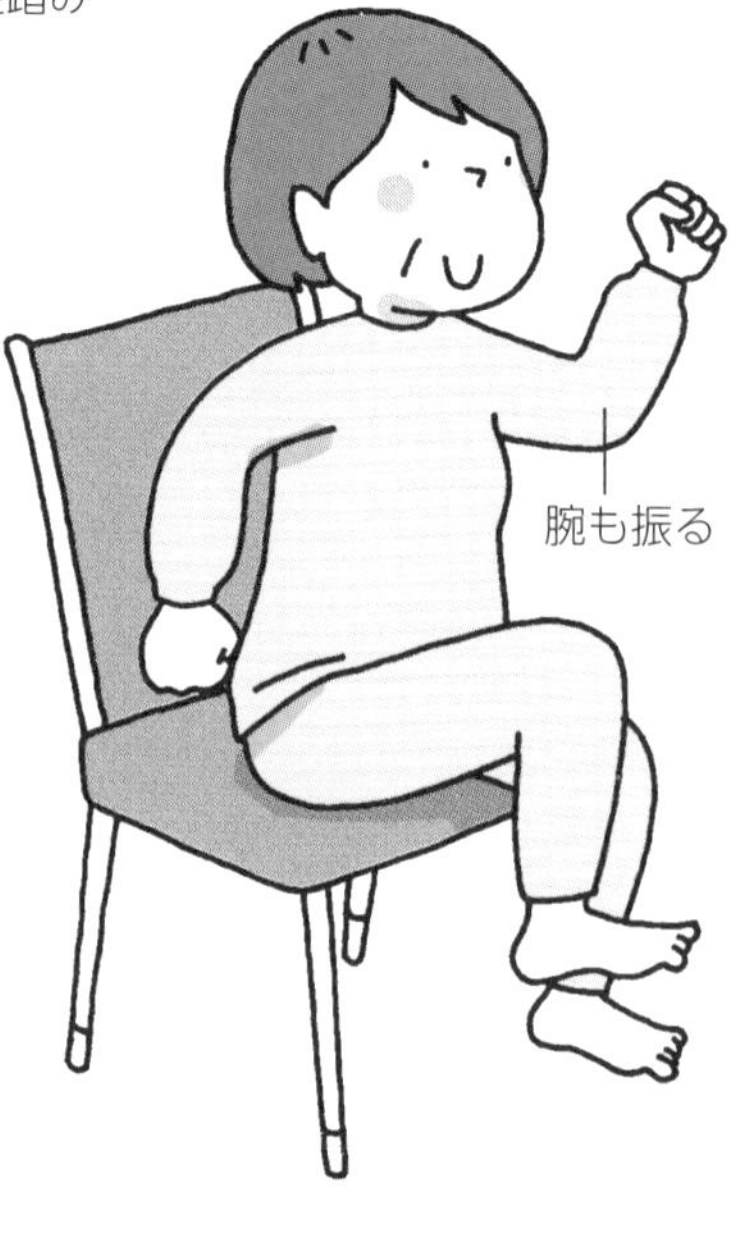

▼水中ウォーキング

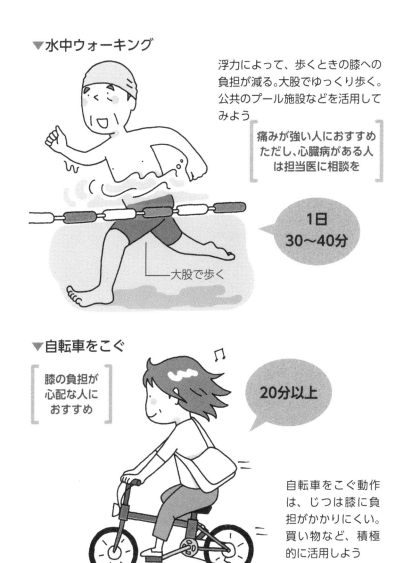

浮力によって、歩くときの膝への負担が減る。大股でゆっくり歩く。公共のプール施設などを活用してみよう

痛みが強い人におすすめ
ただし、心臓病がある人は担当医に相談を

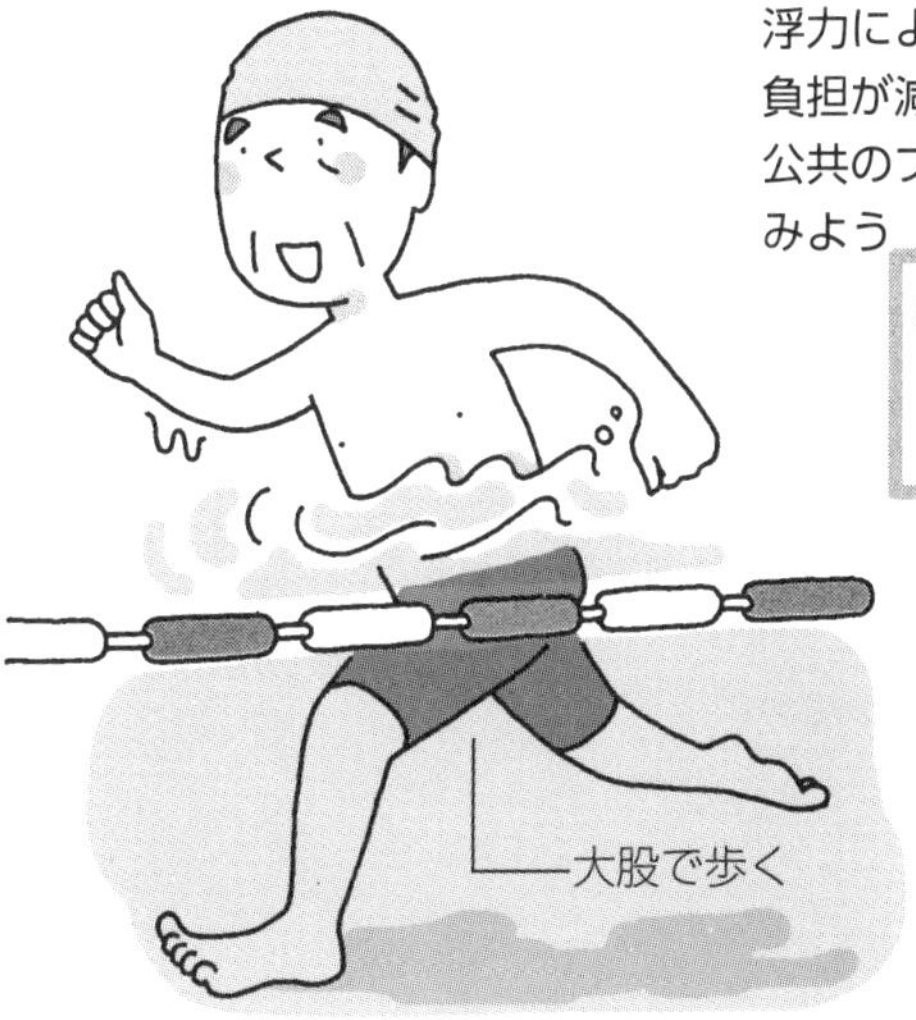

1日
30〜40分

▼自転車をこぐ

膝の負担が心配な人におすすめ

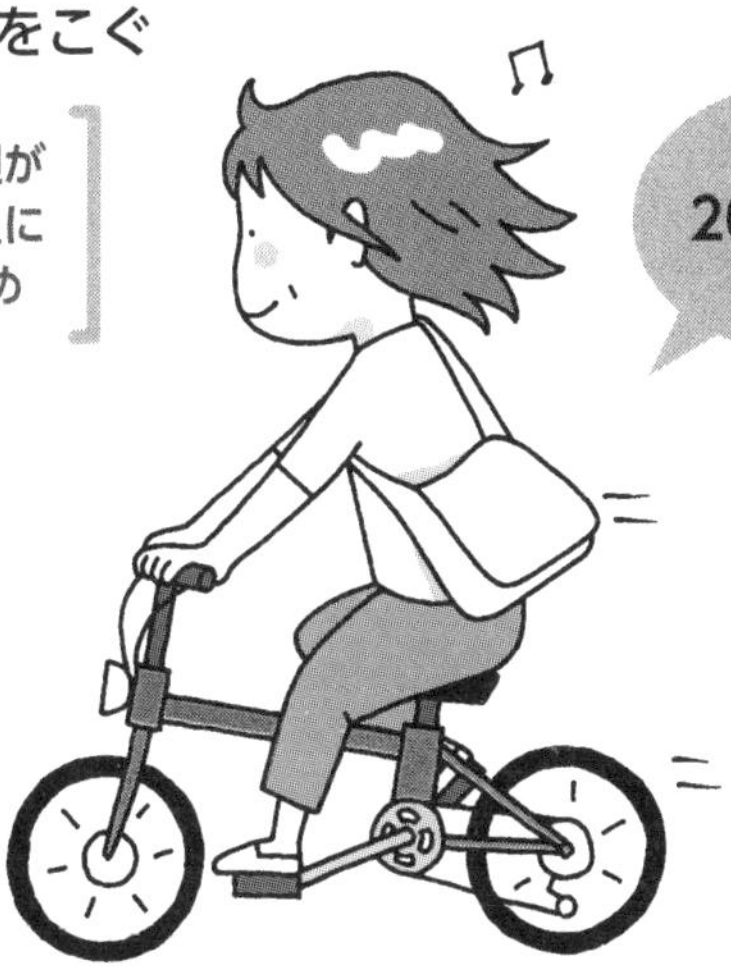

20分以上

自転車をこぐ動作は、じつは膝に負担がかかりにくい。買い物など、積極的に活用しよう

Q34 運動の効果はどれくらいで現れますか？

運動療法は薬物療法のように、薬をのめばすぐに痛みがとれるというものではありませんが、続けることによって効果を実感できます。ただし、効果の現れ方には個人差があります。

変形性膝関節症の運動療法は、**基本的に毎日おこないます。**少なくとも1回30分程度の運動を週に3回くらいはおこないましょう。膝が痛い人にもおこないやすいように膝関節に負担をかけず、負荷の軽いストレッチや筋力トレーニング、有酸素運動が提案されているのはそのためです。

運動療法を開始すると、**早い人では2〜3日で、平均して1〜2週間で膝の痛みが軽減され始めます。**運動を続けると、脳内で痛みを感じにくくするホルモンが分泌されたり炎症を起こす物質が減り、抗炎症物質も産出されたりするようになることからしだいに痛みが軽くなってくるのです。**2〜4週間ほど経つと、膝まわりの筋肉を効**

果的に使えるようになって、立ち座りや歩行の動作がスムーズにできるようになっていることを実感できるでしょう。

そして、**3ヵ月ほどで太ももの筋肉量が増えて膝をしっかり支えられるようになると、関節への負担が軽くなって痛みも起こりにくくなります。**

続けるうちに自分でも効果を実感することが増えてきます。運動療法を始める前よりも足どりが軽くなったり、歩きやすくなったりします。また、家族から「姿勢がよくなった」「歩くスピードが速くなった」と言われるようになるなど、周囲の目から見ても効果が現れていることがわかるようです。そうなると、運動を続ける意欲がわいてくるのではないでしょうか。

なかには、運動しても効果があるのか疑問に思う人もいるかもしれませんが、毎日筋トレをおこなえば筋肉量が増え、筋力はアップします。ストレッチによって柔軟性を維持することもできます。また、有酸素運動は心肺機能を高める効果があります。サルコペニア（筋肉量の減少）やロコモティブシンドローム（運動器症候群）による運動機能の低下を防ぐためにも積極的に運動療法に取り組みましょう。効果が現れるのに少し時間がかかるかもしれませんが、継続することが大切です。

Q35

運動が長続きしません……

運動療法は効果を実感するようになると、それが励みとなって続ける意欲が出てくることが多いのですが、効果をなかなか実感できない人もいて、そのせいでやる気がなくなってしまうこともあります。

そういう場合、運動療法を長続きさせるには、自分のモチベーションを持続させる目標を掲げるとよいでしょう。**膝の痛みが軽くなったら○○をやりたいとか、○○へ行きたいというようなことを考えてみましょう。**例えば、家族と海外旅行に行きたいとか、友だちとゴルフやテニスを楽しみたいなど、なんでもかまいません。自分へのご褒美として、欲しいものを買うというのでもよいでしょう。何か具体的な目標があると運動を続ける励みになります。

また、**運動の記録をつけるのも効果的です。**ストレッチや筋力トレーニングの回数、ウォーキングの時間、歩数などをノートや手帳などに記録します。少しずつ回数が増えたり、歩ける距離が長くなったりするのが目で見てわかるため、やる気を維持するのに役立ちます。最近はスマートフォンで運動を記録するアプリもあるので、こうしたものも活用するのもよいでしょう。

運動療法の記録をつけている人は、医療機関を受診するときにぜひ持参してください。経過をみるうえでとても参考になります。また、運動に関して医師や理学療法士からアドバイスが欲しい場合にも記録があるとより的確な話を聞くことができます。

記録をつけると達成感があって、やる気がわいてくる

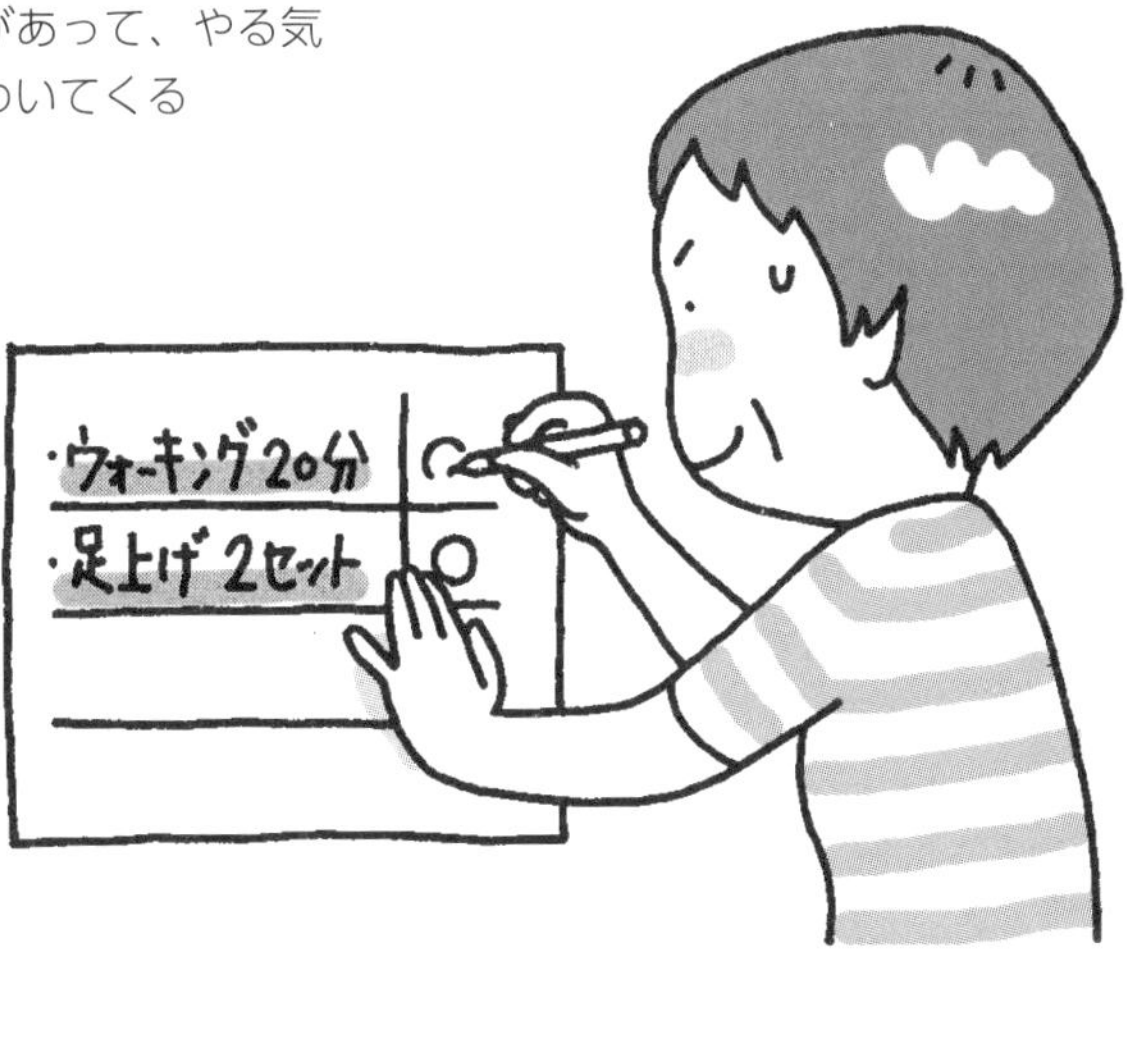

Q36 改善したら、運動はやめてもいいですか?

運動療法を続けるうちに徐々に膝の痛みなどの症状が軽減されてきますが、これは運動によって膝関節を支える筋力がついてきたり、膝関節まわりの動きがよくなったりしたからです。残念ながらすり減った軟骨が元の状態に回復したわけではありませんし、関節の変形が治ったわけでもありません。

つまり、運動療法を続けておこなっているからこそ、痛みや動かしにくいといった症状が改善されているのであって、運動をやめてしまうと再び痛みが出たり、動かしにくくなったりする状態に戻ってしまいます。したがって、**症状が改善されても運動療法を続けていく必要があります。**

はじめは、ずっと運動を続けていくのはたいへんだと思うかもしれませんが、実際に運動療法を始めてみると膝の調子がよくなっていくのを実感できるため、続けることが苦にならなくなる人のほうが多いようです。

4

生活の工夫と薬で暮らしやすく

Q37 治療での生活指導は何をするのですか？

変形性膝関節症の発症や進行には、加齢や肥満、骨・関節の配列異常などさまざまな要因が関係しています。そして、それらの要因にさらに拍車をかけているのが生活習慣や環境（生活様式）、日常動作、食生活などです。

そこで変形性膝関節症では**治療の一環として生活指導をおこなって、膝への負担を軽減する方法を医師がアドバイスします。**

具体的には、居室のスタイルを洋式に変えたり、立ち座りや階段の上り下りの動作を工夫したり、肥満の人は食事を見直したりします。膝に負担をかけない家事のやり方、装具（→Q43）の使用なども指導します。膝に悪い、無理を強いるような生活様式を続けたり、無理な動作で膝に負担をかけ続けたりすると、痛みから活動性の低下につながります。全部をとり入れる必要はありませんが、少しでも膝の痛みが起こりにくいように工夫しておくと、生活の質を保つことにもつながります。

Q38 サプリメントは効果がありますか？

膝の軟骨に作用して痛みを軽減し、膝をスムーズに動かせるようになるといった効果を宣伝するサプリメントが多数市販されています。膝の症状で悩んでいる人にはとても魅力的に思える商品です。

しかし、現時点ではこれらのサプリメントが軟骨のすり減りを改善するとか、変形性膝関節症に有効だという**医学的な根拠は限定的なもので、効果があるとはっきりいえるものはありません。**

サプリメントを利用することで症状がよくなったと感じる人もいますが、プラセボ（偽薬）効果だと考えられるケースが多いものです。

サプリメントはあくまで健康食品です。体に何も異常がなければ適量を摂取してもかまいませんし、効果を実感しているのであれば続けてもよいと思いますが、あえてすすめられるものではありません。

Q39 膝によい食べ物はありますか？

変形性膝関節症に**直接よい効果がある食べ物はありません。基本的には、栄養バランスのとれた食事を心がける**ことにつきます。

また、肥満の人は体重を減らすために食事制限に取り組みます。身長をもとに適正体重を計算し、その体重に近づけるように減量します。

1日の適正な摂取エネルギー量になるように食事内容を調整しましょう（図参照）。肥満の改善には食生活の改善と運動を組み合わせ、1ヵ月で1～2kgの減量を目指します。あまり極端な食事制限をすると長続きしません。体調をみながら徐々に減らすことが大切です。

おやつの食べすぎで肥満になっているケースもよくみられます。骨粗しょう症や筋肉の減少を防ぐためにも、甘いお菓子をヨーグルトやチーズなどの乳製品に替えて、たんぱく質やカルシウムの補給をするとよいでしょう。

▼１日あたりのエネルギー摂取量を知るには

❶ 適正体重を知る

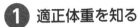

身長 [　　　m] × 身長 [　　　m] × 22 ＝ 適正体重 [　　　kg]

［例］身長が 160㎝の場合
1.6（m）×1.6（m）×22＝56.32　**適正体重　約56kg**

❷ エネルギー摂取量を計算する

適正体重 [　　　kg] × 身体活動量 [　　　kcal] ＝ 1日あたりのエネルギー摂取量 [　　　kcal]

デスクワーク・
家事メインの人…**25～30**
立ち仕事が多い人…**30～35**
力仕事の多い人…**35～40**

［例］適正体重 56kg、デスクワークの場合
56（kg）×25～30（kcal）＝1400～1680
1日あたりのエネルギー摂取量
1400～1680kcal

ただし、高齢者の場合は食が細くなっていることがあります。健康な筋肉や骨を維持するためにも栄養をきちんととることを心がけましょう。肉や魚、大豆製品や乳製品などから良質のたんぱく質やカルシウムをしっかりとるようにしてください。

ちなみに、**香味野菜のしょうがに含まれている「ジンゲロール」という成分は炎症を抑え、膝の痛みをやわらげるという報告があります。**ふだんの食卓にもとり入れやすい食材なので、試してみるのもよいかもしれません。

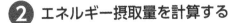

Q40
膝への負担を減らしたいです

いつもやっていることが痛みを強くしたり、膝に強い負担をかけたりすることがあります。膝の負担を減らすコツを知っておきましょう。

●**洋式の生活**　膝への負担を減らすには、正座や膝を深く折り曲げる座り方をする和式の生活よりも、いすやベッドを使用する洋式の生活のほうがすすめられます。トイレは、しゃがむ動作が必要な和式より、腰かける洋式のほうが膝に負担がかかりません。

いすから立ち上がるときは、前屈みになって手を膝にあてて支えながら、ゆっくりと動きます。特に痛みが強い場合は、立ち上がるときには**痛くないほうの足を少し後ろに引いて立ち上がると、**痛む側の膝の負担を減らせます。

●**急に動き出さない**　突然立ち上がったり、走ったりすると膝に強い負荷がかかり、バランスをくずして転倒する危険もあります。**あわてず、ゆっくりと動くことを心が**

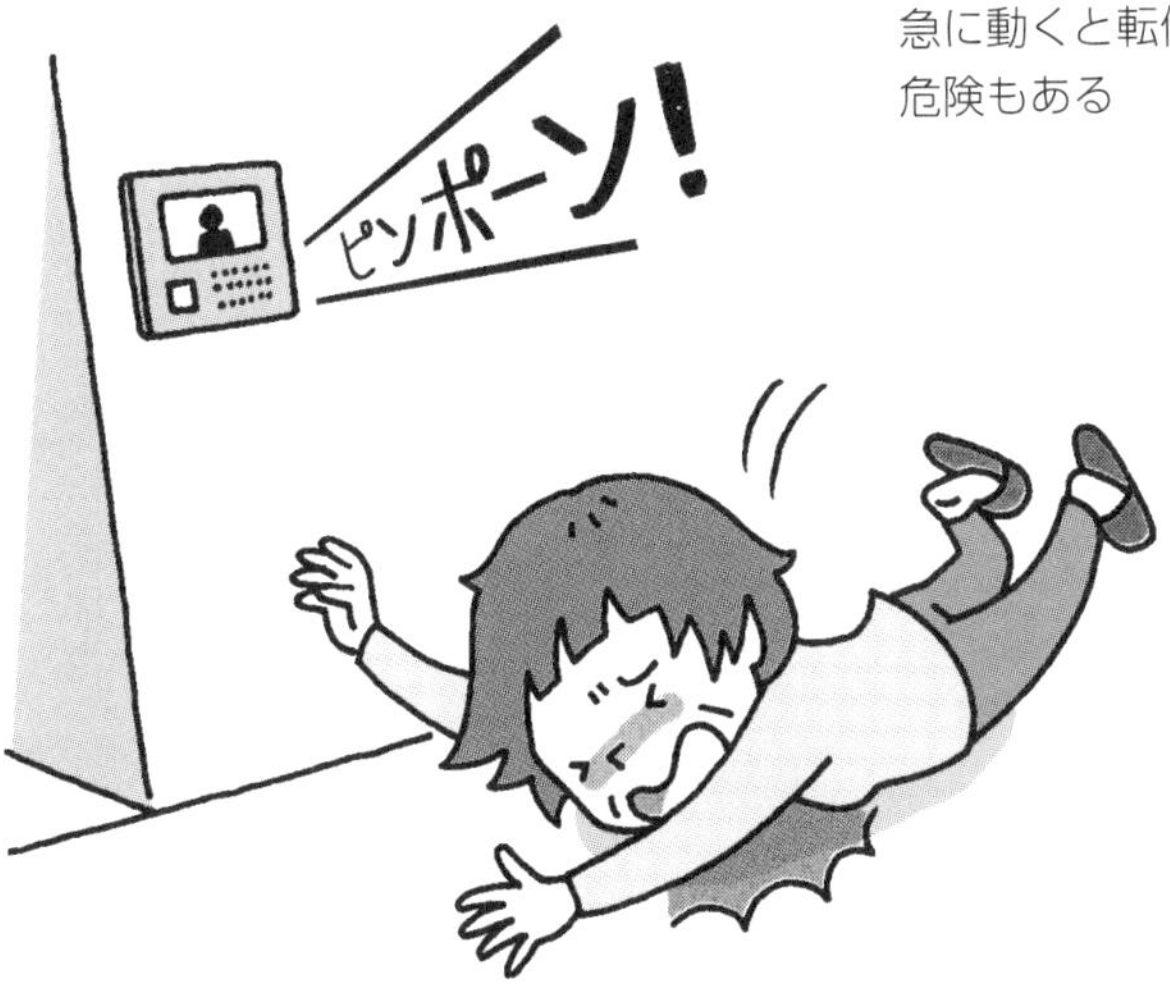

急に動くと転倒の危険もある

けます。

●**こまめに休憩する**　重い荷物を持ち運ぶときは荷物の重さのぶん、膝に負担がかかります。持ち上げるときのしゃがむ動作も負担が強く、痛みを起こす原因になります。また、長時間立ちっぱなしもよくありません。掃除や洗濯、料理など家事をするときや買い物に出かけたときなどは、長時間立ち続けてしまいがちです。膝へ負担がかかる動作をするときは、こまめに休憩をとって膝を休ませるようにします。

●**スリッパは履かない**　スリッパが脱げないようにする歩き方は膝に負担をかけます。すべりにくい素材の靴下やルームシューズに替えましょう。

Q41

歩くときに気をつけることはありますか？

ふだんの歩き方が膝関節に負担をかけていることがあります。せっかく運動療法でウォーキングをしていても、歩き方のクセがあると膝にかたよった負荷がかかり、かえって膝を傷めることにもなりかねません。

姿勢や足の運び方など、自分の歩き方のクセは自分ではなかなか気づかないものです。誰かに歩き方をチェックしてもらったり、動画で撮影してもらったりして自分で確認してみるとよいでしょう。

また、ふだん履いている靴の底をチェックするのもよい方法です。左右の靴底が全体的に均等にすり減っていれば歩き方に大きな問題はありませんが、左右ですり減り方に差があったり、靴底の内側だけ、あるいは外側だけがすり減ったりしている場合はバランスの悪い歩き方になっています。靴底のすり減り方がかたよっているときは、医師に相談して足底板（→Q44）を使うことも考えましょう。

膝関節を守るためには以下の点に注意して歩くようにしましょう。

●歩く方向に膝のお皿を向ける 内股や外股で歩くと、膝関節の内側や外側にだけ体重がかたよって負担がかかります。膝のお皿を歩く方向に向けるように意識して歩くと、内股や外股を防ぐ歩き方につながります。

●ヒールの低い靴を選ぶ 外出時の靴はスニーカーやローファーなど、安定性が高いものを選びます。サイズをきちんと合わせ、紐やベルトで足の甲にしっかりフィットするデザインのものは、安定して歩きやすいといえます。ヒールが高い靴はぐらつきやすく、膝に余計な負担をかけます。ヒールのある靴を履かなければならない場合はできるだけヒールが低く、安定したものを選びましょう。

●坂道や階段は踏み出す脚を意識する 坂道や階段は特に膝に負荷がかかります。上るときは痛くない脚から踏み出し、下りるときは痛い脚から踏み出します。階段では片方の脚で踏み出したら、もう片方も同じ段にのせ、1段ずつゆっくりと上り下りします。手すりがあるときは、手すりにつかまりましょう。

外出先ではエスカレーターやエレベーターを利用します。運動不足だからといって、膝が痛むにもかかわらず、無理に階段を使うのはやめましょう。

Q42

お風呂で体を温めると、症状が軽くなりますか？

変形性膝関節症は、冷えると血行が悪くなって筋肉がこわばるなどして、膝が動かしにくくなります。入浴で**体を温めると、血行が促されて膝の痛みが軽くなります。**腫れて熱をもっているときに温めすぎるのはよくありませんが、慢性的な痛みの場合は温めたほうが効果的です。

また、お風呂で体が温まると、膝を動かしやすくなります。そのため、入浴中や直後に膝まわりのストレッチ（↓Q31）をおこなうのもおすすめです。

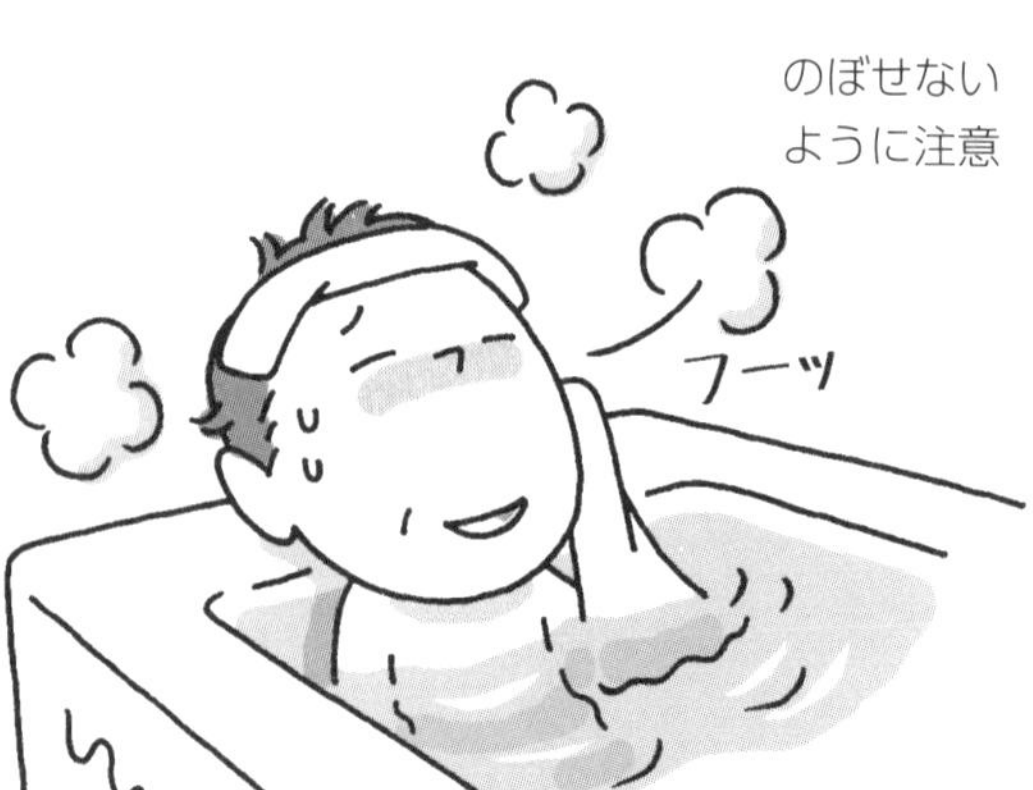

Q43 装具療法とは何ですか？

装具とは、けがや病気などで手足や体幹がうまく動かせないとき、負担を軽くするために用いられるものです。**装具を用いて膝の負担を軽くすることを「装具療法」といいます。**装具を使用すると痛みの緩和も期待できますし、痛みが軽減されることで、活動的に過ごすための手助けになります。こうして活動量の低下を防ぐことができれば、変形性膝関節症において重要な筋力の維持・向上につながると考えられます。

変形性膝関節症における代表的な装具は、脚に使用する**足底板**と**サポーター**です。広義的には、歩行を補助するものとして、**杖**や**シルバーカー**なども含まれます（↓Q44〜46）。

ただ、すべての人が使用するわけではありません。医師が判断した場合には健康保険が適用とされるものもありますが、自費で購入するものもあります。レンタルできることもあるので、気になる人は担当医に聞いてみてください。

Q44 足底板はどんな効果がありますか？

足底板は靴の中に敷いたり、足に固定したりして用いる装具です。基本的にO脚の人に使用されます。

O脚があると膝関節の内側にかたよって体重がかかります。すると関節の変形が進みやすく、痛みを起こす原因にもなります。変形性膝関節症の患者さんにはO脚の人が多く、関節の変形が進むにつれてO脚も進行して悪化します。そこで、足底板を用いることで**負荷のかたよりを矯正する**のです。

O脚に用いる足底板は、かかとの内側が低く、外側が高くなっていて、かかとの外側を持ち上げるつくりになっています。これによって膝関節の角度を適切な状態に調整し、膝の内側への荷重を分散させます。

ただし、足底板はO脚がある、**ごく初期の変形性膝関節症には効果があり、すでに進行している場合は効果が期待できない**ことも知っておきましょう。使用を希望する

▼足底板の働き

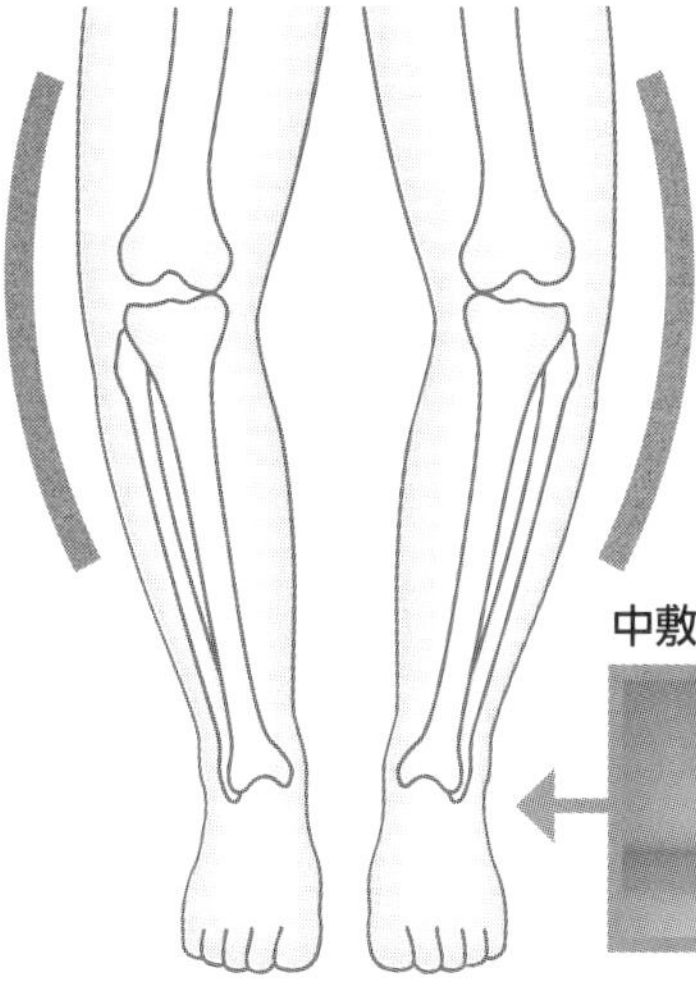

足底板を入れることで脚の角度を調整し、負荷のかたよりを矯正する。中敷きとして使用するタイプと、足に直接つけるタイプがある

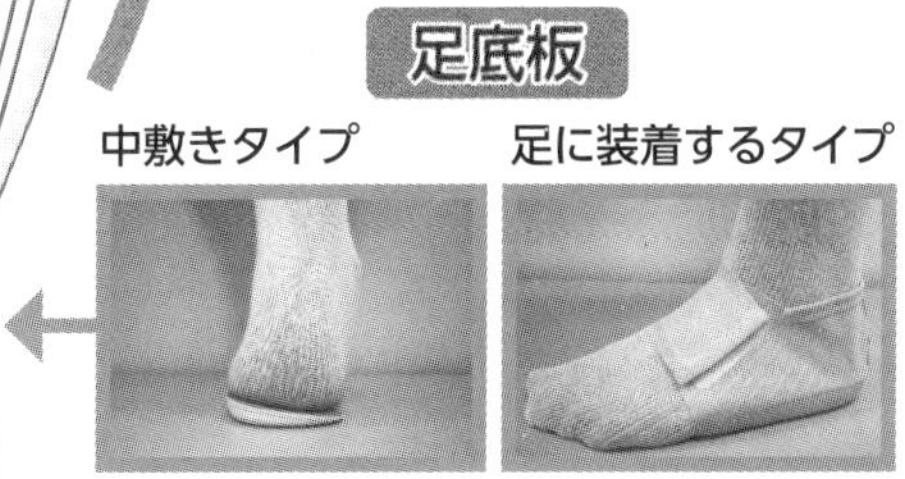

ときは、まずは医師に相談するようにしてください。

足底板には靴の中敷きとして使える市販のものもありますが、治療では医師に処方してもらったものを使用することになります。

足を採寸して型を取り、フィッティング具合を調整するタイプの場合は、でき上がるまでには多少時間がかかります。費用は、医師が必要と診断した場合には健康保険が適用されます。

中敷きタイプは外出時に靴の中に敷いて用います。足に装着するタイプのものは、室内を歩くことが多い人に適しています。

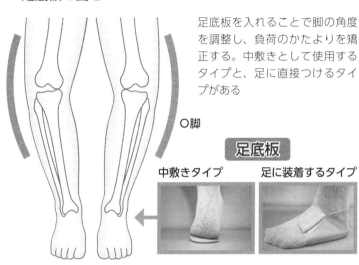

Q45

杖やシルバーカーを使ったほうがいいでしょうか？

杖やシルバーカーはいわゆる医療用装具ではありませんが、膝の負担を軽減する補助具としての役割があります。**膝が痛いときや、ふらつきなどがあって歩行時に不安がある場合**は、杖やシルバーカーを使うと**歩きやすくなり、転倒防止にもなります。**膝が痛いから動きたくない、歩きたくないという状態が続くと、ますます筋力の低下を招くので、杖やシルバーカーを使ってでも積極的に動くことが大切です。

杖にはさまざまな種類があり、福祉用具を扱っている店で購入できます。一般的にはT字型のものがすすめられます。自分に合った適切な長さのものを選ぶことがポイントで、立ったときに杖を握った手の位置が大転子（脚の付け根）にくる長さがよいとされています。使い方は、痛みがある側とは反対側の手で持ちます。持ち方と使い方にはコツがあるため、医師に使い方を教えてもらうとよいでしょう。場合によっては購入に介護保険が適用されることがあるので、医師に相談をしてみてください。

シルバーカーはいわゆる手押し車で、外出時の荷物を入れたり、いす代わりにもできたりするので便利です。両手でつかまって歩けるので、安定感があります。現時点では、健康保険や介護保険は適用されておらず、ホームセンターや介護用品を扱っている店で購入できます。自分が使いやすい形、重さのものを選びましょう。

▼杖のつき方

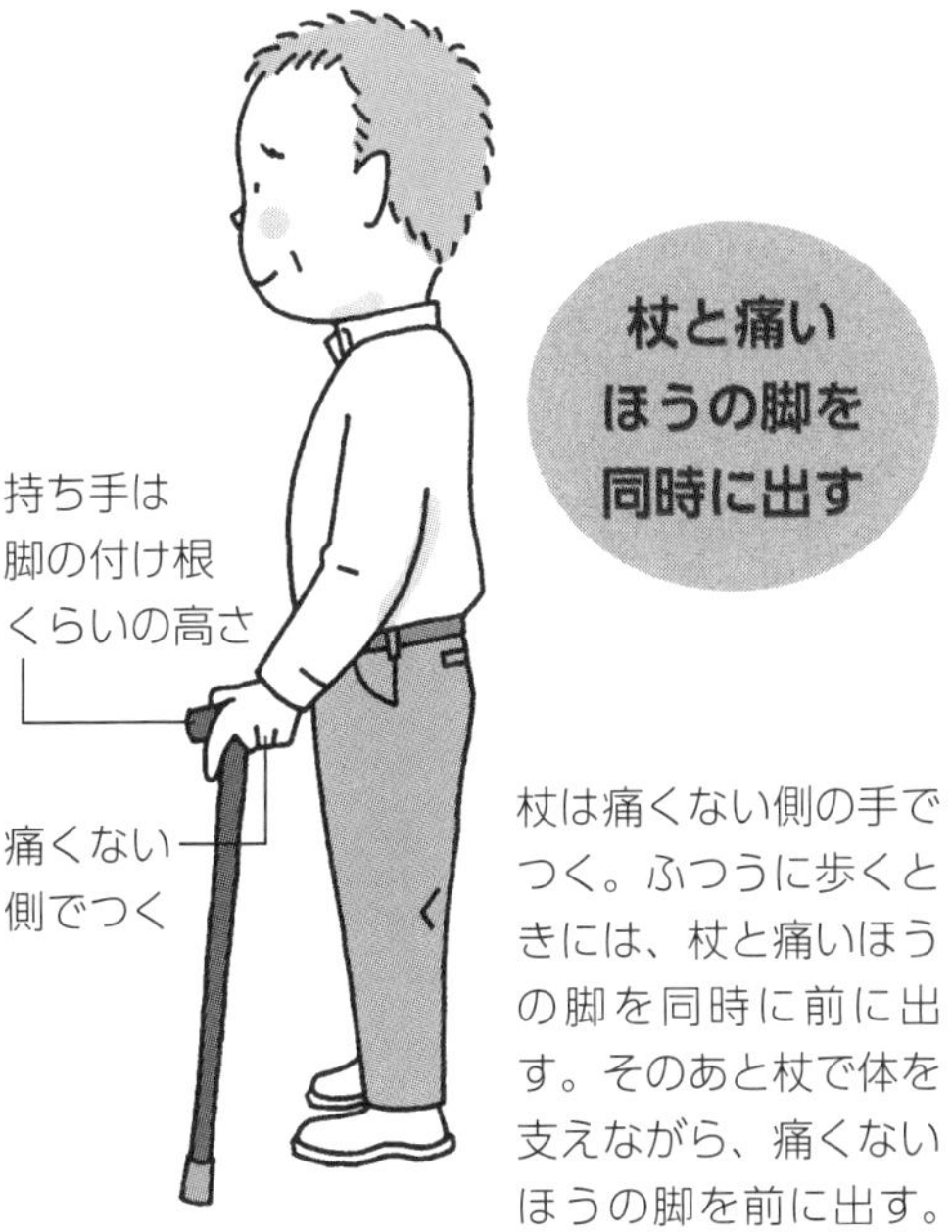
杖と痛いほうの脚を同時に出す
持ち手は脚の付け根くらいの高さ
痛くない側でつく

杖は痛くない側の手でつく。ふつうに歩くときには、杖と痛いほうの脚を同時に前に出す。そのあと杖で体を支えながら、痛くないほうの脚を前に出す。階段のときは異なる

階段を上るとき

杖 → 痛くない脚 → 痛い脚　の順

階段を下りるとき

杖 → 痛い脚 → 痛くない脚　の順

Q46 サポーターは市販のものでも効果はありますか？

サポーターは膝の周囲を覆うことによって筋肉を補助し、膝関節の動きを安定させるのが目的です。市販のものが非常に多く出回っており、使用目的も冷えを防いだり、人によっては湿布薬がずれないようにする目的で使ったりすることもあります。実は、こうした**市販のやわらかいサポーターには膝を支える効果はあまり期待できません。**

膝関節を支えるのが目的であれば、**医師に処方してもらったほうがよいでしょう。**医師が必要と診断した場合は、健康保険が適用されます。膝関節をしっかりと安定させたい場合には、ブレース（硬性膝装具）が適しています。関節の変形が著しく進行し、膝がぐらぐらと安定しないような重症の人に用いられるものです。

なお、サポーターやブレースを一日中使用し続けると筋力の低下を招く可能性があるので、筋力トレーニングもおこないましょう。

Q47 薬物療法の目的は何ですか？

変形性膝関節症の治療で薬が使われるのは、膝の痛みが強いときや炎症があって腫れているような場合です。また、安静にしていても痛むときにも薬を使います。理由は、単に**薬で痛みや炎症を鎮めるだけでなく、それによって体を動かせるようにするため**です。痛みをとり、日常の生活動作がスムーズにできるようにして、運動療法に取り組めるようにすることが目的です。

また、運動療法は痛みをがまんしておこなうよりも、薬で痛みを抑えた状態でおこなうと運動効果が高まるという報告もあります。痛みがある状態では力を入れることができません。つまり、筋肉をうまく使えていないことを意味します。そこで薬で痛みを抑えて、しっかり力を入れて運動することで効果が得られるというわけです。

変形性膝関節症による痛みを根本的に改善するには運動療法が必須です。薬物療法はその手助けをするものであり、ずっと使い続けるわけではありません。

Q48 どんな薬が使われますか？

膝の痛みや炎症による腫れに対し、最初によく用いられるのが、解熱鎮痛薬（アセトアミノフェン）、非ステロイド性消炎鎮痛薬（NSAIDs《エヌセイズ》）、COX《コックス》-2選択的阻害薬などの内服薬（のみ薬）です。これらはいずれも痛みを抑える効果の高い薬ですが、のみ薬なので長期間服用すると、副作用が現れる心配があります。そのため、長く使い続けることは避け、痛みがおさまったら服用をやめます。NSAIDsやCOX-2選択的阻害薬は1ヵ月程度を目安とします。

薬のタイプには、のみ薬のほかに貼り薬や塗り薬、坐薬などの外用薬があります。貼り薬の湿布薬はよく用いられています。

それぞれの薬の特徴・注意点は以下の通りです。

●**解熱鎮痛薬（アセトアミノフェン）** 痛みをやわらげる薬ですが、抗炎症作用はほとんどありません。炎症による痛みには効きにくいため、この場合は薬を変えることを検討します。

胃腸障害の副作用は少ないですが、まれに肝機能障害が起こることがあります。

● 非ステロイド性消炎鎮痛薬（NSAIDs） 痛みと炎症をやわらげます。長期間の使用によって消化管からの出血、潰瘍など胃腸障害の副作用が起こることがあります。そのため、過去に胃潰瘍になったことがある人は事前に医師に伝えてください。胃腸が弱い場合は、胃粘膜保護薬をいっしょに処方されたりすることがあります。そのほか、腎機能障害や心臓病がある場合、悪化のリスクがあり、使用には注意が必要とされています。

ＮＳＡＩＤｓは外用薬でもよく用いられます。のみ薬と同じくらいの効果がありますが、外用薬のほうが全身の副作用は少なめです。

なお、貼り薬と塗り薬は使用感の好みで選んでかまいません。貼り薬でかぶれやすい人は塗り薬を選ぶとよいでしょう。

● COX－2選択的阻害薬 痛みと炎症をやわらげます。炎症に関与しているＣＯＸ－２という酵素の働きだけを阻害する薬で、比較的胃腸障害の副作用が起こりにくいとされています。通常のＮＳＡＩＤｓが使えない人や、副作用が起こりやすい高齢者にすすめられます。ただし、腎機能障害や心臓病のリスクがあるため、長期間の服用は避けます。

以上の薬でも十分な効果が得られない場合には、非麻薬性オピオイドやセロトニン・ノルアドレナリン再取り込み阻害薬（ＳＮＲＩ）ののみ薬などが用いられます。それぞれの特徴は以下の通りです。

●**非麻薬性オピオイド**　痛みをやわらげます。慢性的な痛みに用いられ、脳に働きかけて痛みを緩和する作用があります。麻薬性オピオイドほどではありませんが、吐き気や便秘などの副作用があります。睡眠薬といっしょにのんではいけません。また、飲酒すると副作用が現れやすくなるため、この薬をのんでいる期間はお酒を飲まないでください。

●**セロトニン・ノルアドレナリン再取り込み阻害薬（ＳＮＲＩ）**　痛みをやわらげます。うつ病の治療にも用いられる薬で、脳と脊髄《せきずい》に働きかけて痛みを感じにくくする作用があり、鎮痛効果が期待できます。口の渇きや吐き気、便秘などの副作用があります。前立腺肥大がある人は原則使用しません。また、うつ病がある人の場合はこの薬によって不安や興奮などの副作用が強く出ることがあるため、服用には注意が必要です。

▼変形性膝関節症で使われる主な薬一覧

薬の種類	作用	代表的な一般名（商品名）
解熱鎮痛薬	痛みをやわらげる	●アセトアミノフェン（アセトアミノフェン、カロナール）
非ステロイド性消炎鎮痛薬（NSAIDs）	痛みと炎症をやわらげる	●アスピリン（アスピリン） ●メフェナム酸（ポンタールなど） ●ジクロフェナク（ボルタレン、ナボール SR など） ●インドメタシン（インドメタシン、インダシン、インテバン） ●ロキソプロフェン（ロキソニンなど）
COX-2 選択的阻害薬	痛みと炎症をやわらげる	●セレコキシブ（セレコックス） ●エトドラク（ハイペン、オステラック） ●メロキシカム（モービックなど）
非麻薬性オピオイド	痛みをやわらげる	●トラマドール（トラマール、トラムセットなど） ●ブプレノルフィン（ノルスパン）
セロトニン・ノルアドレナリン再取り込み阻害薬（SNRI）	痛みをやわらげる	●デュロキセチン（サインバルタ、デュロキセチン）
麻薬性オピオイド	耐え難い痛みをやわらげる	●オキシコドン（オキシコンチン、オキシコドン） ●フェンタニル（デュロテップ、ワンデュロなど）

ほかにも、NSAIDsといっしょに用いると出血傾向が強くなることがあります。眠気やめまいが起こることもあるので、服用中は車の運転をしないでください。

●麻薬性オピオイド　非麻薬性オピオイドやSNRIでも薬の効果が得られず、激しい痛みで夜も眠れないような場合に用いられることもあります。

麻薬性オピオイドにはのみ薬と外用薬があり、どちらも脳に働きかけて痛みをやわらげる作用があります。ただ、吐き気やふらつき、便秘、めまいなどの副作用が起こりやすく、服用中は転倒事故に注意が必要です。また、痛みをとる効果が非常に高く、膝の痛みを感じないせいで動きすぎて無理をしてしまうことがあります。その結果、関節の変形が進んだり、全身に副作用が現れてしまうことも。したがって、この薬は使用するかどうかは医師と相談し、慎重に検討することが大切です。

もし、副作用と思われる症状が現れたら、すぐに医師に知らせてください。いっしょにのみ合わせてはいけない薬もあるため、服用中の持病の薬などがあれば必ず医師に伝えましょう。たくさんの種類の薬を服用することで副作用のリスク増加などにつながる「ポリファーマシー」の危険があります。その対策のためにも、お薬手帳があると服用中の薬の情報を正しく管理できるので、ぜひ活用しましょう。

Q49 処方薬と市販薬を併用しても大丈夫ですか？

変形性膝関節症の治療で解熱鎮痛薬（アセトアミノフェン）や非ステロイド性消炎鎮痛薬（NSAIDs《エヌセイズ》）、COX《コックス》-2選択的阻害薬などの処方薬（→Q48）を使用しているとき、かぜをひいたり、頭痛や腹痛が起こったりして市販薬を使いたいということがあるかもしれません。

この場合、薬の成分によっては処方薬に影響して作用が強くなることがあります。そのため、**市販薬を使いたい場合は事前に医師に相談しましょう。**ふだんから頭痛や胃腸薬などをよく使用する人は、薬を処方してもらうときに市販薬でよく使用する薬とののみ合わせについても医師に確認しておくと安心です。

例えば、市販の頭痛薬やかぜ薬には解熱鎮痛薬やNSAIDsの成分も含まれていることが多いので、両方を使うことで、結果として薬ののみすぎになってしまう可能性があります。

処方薬とののみ合わせが心配なときは、市販薬を購入する際に薬局やドラッグストアの薬剤師に相談してみるのもよいでしょう。このとき、処方薬の名称は正しく伝えるようにしてください。

なかには、膝の痛みがあるときに市販の痛み止めや湿布薬を自分で買って使っている人もいるかもしれません。これについては、処方薬を使用していない場合は、市販薬のパッケージに書かれている用法・用量を守って使えば問題ありません。

ただし、**医療機関で処方薬が出されているときは、原則として処方薬だけを使ってください。重複して使用するのはやめましょう**。処方薬が効かないからといって、自己判断で市販薬を追加して使うのは危険です。もし、処方薬の効きが悪く、痛みが改善しないときには、医療機関を受診して医師に薬を変えてもらえるかなどを相談しましょう。

なお、最近の市販薬、特に湿布薬には医療用成分と同じ成分が用いられているものが多数出回っています。特にスイッチＯＴＣと呼ばれ、処方薬と同じ有効成分が含まれる薬があります。これらの薬は効果が高いぶん、処方薬と同じく副作用にも注意が必要であることを理解したうえで使用するのか判断することが必要です。

Q50 関節内注射とは何ですか?

関節内注射とは、**膝関節に直接注射をする治療法**です。関節内に薬を注入するものと、**関節内にたまった関節液を抜く方法**（→Q52）があります。膝に局所的におこなう治療であるため、のみ薬のように全身的な副作用は起こりにくいといえます。

関節内注射に用いる薬は、以下の3つです。

●**ヒアルロン酸**　関節液にもともと含まれている成分で、軟骨の保護や関節の動きをなめらかにする作用があります。変形性膝関節症が進行すると、関節液中のヒアルロン酸の量が減少するため、これを注射薬で補います。注射後は関節が動きやすくなり、炎症もおさまって痛みが軽減されます。

●**ステロイド薬**　痛みをやわらげます。抗炎症作用が非常に強く、痛みが激しいときに効果的です。ただし、副作用として軟骨や骨がもろくなったり、感染症のリスクが高まったりすることがあるため、くり返し使用することは避けたほうがよいとされています。

●ジクロフェナクエタルヒアルロン酸　炎症や痛みを鎮める効果とヒアルロン酸の軟骨保護など両方の効果が期待できます。非ステロイド性消炎鎮痛薬のジクロフェナクとヒアルロン酸を結合させた注射薬です。副作用として、まれに重篤なアナフィラキシーを起こすことがあるため、その対応が可能な医療機関で受けることが大切です。初めての注射でも起こることがわかっており、多くは注射後30分以内にアナフィラキシーが起こっています。そのため、注射を受けたあとは少なくとも30分は医療機関にとどまる必要があります。

関節内注射が特に有効なのは、中期くらいまでの軟骨のすり減りや破壊があまり進んでいない場合ですが、重症の場合にもおこなわれることがあります。例えば、高齢や持病などの理由があって手術ができない場合には、関節内注射で症状を軽減して運動療法を継続できるようにしていきます。運動療法をしないで注射だけに頼りたいとする人もいますが、基本的には運動療法を続けることが前提です。注意点としては、感染を起こす危険があるため、患部は清潔に保ちましょう。ただし、入浴については担当医に相談してください。

Q51 関節内注射は回数制限がありますか?

ヒアルロン酸やステロイド薬、ジクロフェナクエタルヒアルロン酸などの関節内注射は、いつでも、何回でも受けられるわけではありません。

まず、**ヒアルロン酸の注射は週に1回ほどの間隔で、5回継続**しておこないます。ただし、効果を感じられない場合は中断します。ヒアルロン酸に関しては、手術を受けるレベルまで関節の変形が進行していても、手術はせず毎月定期的に注射をするのを10年以上続けているような人もなかにはいますが、運動療法を続けることが前提であり、注射だけに頼るのは禁物です。

ステロイド薬の注射は軟骨や骨がもろくなる、感染症のリスクが高まるなどの副作用があるため、**多くても年に3回程度**までがよいと考えられます。

ジクロフェナクエタルヒアルロン酸は、4週間に1回の間隔でおこないます。現時点では回数の制限はありません。

Q52

膝の水を抜くと〝クセ〟になるのは本当ですか？

よく〝水〟と言われているのは関節液のことです。関節液がたまったときは、針を刺して水を抜く治療をします。関節液が過剰にたまると、膝が腫れぼったくなって動かしにくく、痛みも出ますが、関節液を抜くとこれらの症状は改善します。

この関節液を抜く治療がクセになるのではとよく誤解されるのですが、**クセになるということではありません。**そもそも関節内に関節液がたまる原因は、関節の炎症がおさまっていないからです。薬物療法や関節内注射で**炎症を鎮める治療をしない限り、水は再びたまってしまいます。**

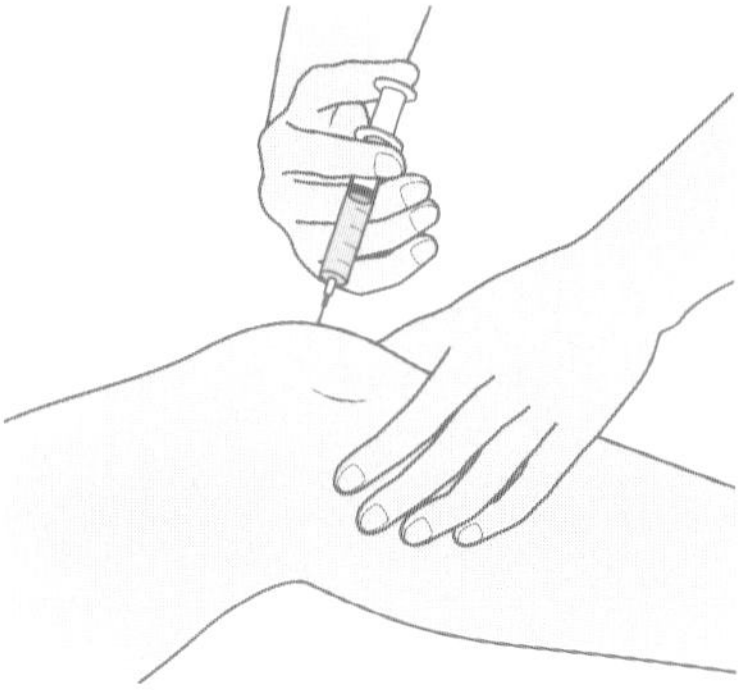

水を抜いたあと、ヒアルロン酸やステロイド薬の注射をすることが多い

Q53 湿布薬は1日に何枚まで貼れますか？

病院で処方される湿布薬（貼り薬）のほとんどは、のみ薬と同じ非ステロイド性消炎鎮痛薬（ＮＳＡＩＤｓ《エヌセイズ》）の成分が含まれています。湿布薬だとあまり薬だという意識がなく、1日に何枚も使用する人がいるのですが、皮膚から吸収されるというだけで体内に入ればのみ薬と同様の作用があります。種類によっては湿布薬2〜3枚で、のみ薬1回分と同程度の成分をとることもあります。そのため、1日に何枚も湿布薬を使用すると、薬の成分を摂取しすぎて副作用が現れることもあります。湿布薬だから何枚貼っても大丈夫ということではありません。

医療機関では**1回の診療につき、処方が可能な湿布薬の枚数が決まっています。医師の指示する使用枚数**を守っていれば、湿布薬が足りなくなることはないはずです。いつも次の診察日前に湿布薬がなくなってしまうという人は、湿布薬を使いすぎているかもしれません。きちんと使用枚数を守るようにしましょう。

Q54 湿布薬にも副作用がありますか？

病院で処方される湿布薬は非ステロイド性消炎鎮痛薬（NSAIDs《エヌセイズ》）なので、のみ薬ほどではないものの副作用が現れることがあります。**代表的な副作用は胃腸障害**です。むかむか、吐き気などの胃の不快感や、人によっては胃潰瘍が起こることもあります。そのため、過去に胃潰瘍になったことがある人は、事前に医師に伝えておくことが大切です。ぜんそくのある患者さんも発作を誘発する危険があります。

また、湿布薬や塗り薬の成分（ケトプロフェン外用薬）によっては**光線過敏症（光接触皮膚炎）**が起こることもあります。湿布薬を貼っている部分に日光が当たると、赤みやかゆみなどの皮膚症状が現れるのです。この場合はすぐに使用を中止し、皮膚科を受診しましょう。膝に湿布薬を貼ったまま外出する際は、紫外線を遮る素材や濃い色で厚みのある素材の服装で湿布薬をしっかり覆うようにします。こうした注意点は湿布薬のパッケージに表示されているので、よく読んでから使用してください。

Q55 胃腸が弱く、鎮痛薬はのみたくありません

病院で処方される薬は、あくまで痛みをとる薬で、軟骨のすり減りが治るわけではありません。そのため、**痛みがおさまったら薬が余っていてもやめてもかまいません。**ずっと使うことはないので安心してください。

もし、膝の痛みが強いにもかかわらず、胃腸障害などの副作用が現れて処方された薬をのみたくない場合は医師に相談してください。膝が痛くて運動療法ができないという状況を避けるために痛み止めの種類を解熱鎮痛薬やCOX《コックス》－2選択的阻害薬など、胃腸の副作用が起こりにくい薬に変更することができます。

また、湿布薬や塗り薬だけ使うようにすることも場合によっては可能です。ただ、これらも使用枚数や用法・用量を守ることが大切です。

のみ薬や湿布薬以外で痛みを抑えたいという場合は、関節内注射（→Q50）という選択肢もあります。医師に相談してみましょう。

Q56

物理療法について教えてください

膝の痛みをやわらげる補助的な治療として物理療法があります。

代表的なものには**温熱療法**と**電気刺激療法**があります。温熱療法はホットパックやマイクロ波、超音波などを**膝にあてて温めます**。血行が促され、痛みをやわらげたり動かしやすくしたりする効果があります。電気刺激療法は、機器を用いて**ごく弱い電流を膝に流して筋肉をほぐし、血行を改善して、痛みをやわらげたりする**ものです。

効果には個人差がありますが、高齢者では定期的に通院して物理療法を受けることで活動性を維持したり、気分転換になったりするという二次的なメリットもあります。

ただ、変形性膝関節症では物理療法は健康保険が適用されないことがあります。そのため、物理療法の効果を実感できたという人は、家庭で入浴して膝を温めたり、ホットタオルをあてたりする方法で代用するとよいでしょう。家庭用の低周波治療器を使うと、電気刺激療法も継続できます。

5

進行しても、手術で改善できる

Q57 手術をするのは、どのような場合ですか？

ストレッチや筋力トレーニング、ウォーキングなどの運動療法を積極的におこない、薬を使ったり生活の注意点を守ったりしながら保存療法を3～6ヵ月続けても膝の痛みが改善せず、そのせいで活動が制限され、仕事や家事が思うようにできないなど**日常生活に支障をきたしているような場合は手術を検討したほうがよいでしょう。**

ただ、なかには運動療法をあまり熱心におこなっておらず、薬や物理療法だけに頼っているため、痛みが改善していないこともあります。また、肥満の解消が思うように進んでおらず、膝への負担が軽減されていないことが原因の場合もよくあります。

そのため、手術が本当に必要かどうかについては患者さんの状態をよく聞き取りしながら、医師が判断します。

一方、**膝の痛みが強くない場合でも、変形が進んで可動域が狭くなっているとき**は手術がすすめられます。放っておくとますます関節の変形が進んで、膝を十分に動かせなくなって日常の生活動作ができなくなるおそれがあるからです。高齢者ではそれがきっかけで寝たきりにつながる心配もあります。健康寿命や生活の質を維持・向上させるために、手術に踏み切ったほうがよい場合もあるのです。

画像検査の経過を見て、**膝の軟骨が前よりも大きくすり減っているとき**も手術を考えたほうがよいでしょう。そのほか、患者さんに運動や趣味を思いきり楽しみたいなどの希望や目標があるときも、場合によっては手術を検討することがあります。

手術を検討するポイント

痛みが強い
保存療法で改善せず、強い痛みが続く場合

活動範囲が狭くなっている
痛みのためにあまり動けないなど、日常生活が大きく制限されている

やりたいことをあきらめている
趣味や友人との旅行など、痛みのせいであきらめていることがある

進行している
軟骨が大きくすり減っているなど、変形が進行している

Q58 手術は何歳でも受けられますか？

変形性膝関節症の手術には、**基本的に年齢による制限はありません。**高齢だからもう手術は無理、とあきらめる必要はないのです。

実際、人工関節に置き換える手術（→Q62）を受ける患者さんの平均年齢は、以前よりも高くなっていて70代後半になっていますし、80代、90代でも必要な体力と筋力が保たれていれば手術は受けられます。

むしろ高齢者であっても、手術を受けて自立して動けるようになったほうが健康寿命も生活の質も高めることにつながります。膝が痛いせいでどこにも出かけられないとか、仕事や家事ができないというのでは、やがて介護が必要になったり寝たきりになったりするリスクが高くなります。

年齢を理由に手術をためらっているのであれば、一度前向きに検討してみるのもよいと思います。あとから「やっぱりやめた」とするのは全然かまいません。

Q59 進行したら、早く手術しないと手遅れになりますか？

変形性膝関節症の手術をおこなうには、体力や筋力が保たれていることが望ましく、すでに**寝たきりの場合は手術を受けることが難しくなります**。ですから、手術を希望する場合は、寝たきりになる前に決断することが肝心です。

人工関節に置き換える手術に関しては、進行度合いによって手遅れということはありません。一方、骨切《こつき》り術（→Q61）については、軟骨のすり減りが広範囲におよんでいると手術の適応にならないことがあります。骨切り術は軟骨の外側、または内側のどちらかが保たれているうちにおこなう必要があるからです。

通常、手術が必要になることが予測されるときは、医師がその時期を判断して患者さんに伝えます。〝早く手術しなきゃ〟と焦る必要はありません。今困っていないのであれば、運動療法を続けながら、定期的に診察を受け、医師にすすめられたときに検討すればよいでしょう。

Q60

手術方法の種類を教えてください

変形性膝関節症で手術をおこなう目的は、まず、痛みをとる、または軽減すること。そして膝関節の機能を回復させ、立ち座りや歩行など日常の生活動作がラクにできるようにすることです。

こうした目的に沿うため、一人ひとりの患者さんに対し、どの手術が最も適切なのかを検討します。

手術の方法には、「骨切《こつき》り術（→Q61）」「人工関節置換術（→Q62）」の大きく2つの方法があります。

● **骨切り術**　脛骨《けいこつ》または大腿骨《だいたいこつ》の一部を切って、O脚などによる体重負荷のかたよりを矯正する手術です。膝関節の内側や外側に負荷がかたよってかかっている場合におこなわれます。術後も自分の膝関節を温存できるのがメリットです。そのため、ジョギングなどの運動もある程度なら可能です。スポーツをしている人など、関節の温

▼手術方法は2種類

骨を削って調整する

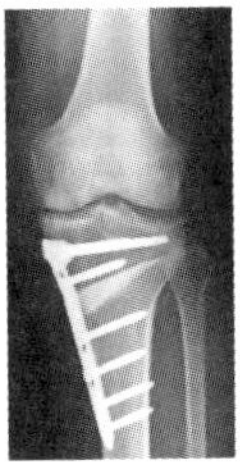

骨切り術

どちらかを選択する

人工関節に置き換える

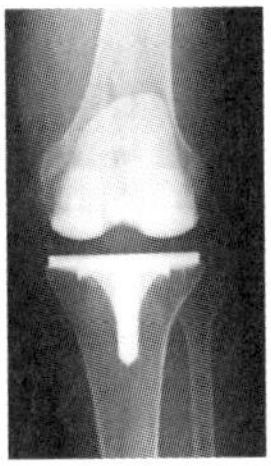

人工関節置換術

人工骨を挿入し、角度を調整して骨がぶつからないようにする

膝関節を人工関節に置き換えて、支障が出ないようにする

存を希望している人には適した手術法です。40代と比較的若い年代から高齢者まで、幅広い年代でおこなわれています。

● **人工関節置換術** 変形した膝関節を人工関節に置き換える手術です。関節の変形が進んで、痛みなどの症状が強く、日常の生活動作や歩行が困難な重症の人におこなわれます。

人工関節は耐用年数を超えると、新しい人工関節にするためにもう一度手術をする必要があります。こうした2回目の手術をするリスクをできるだけ避けるため、一般的には65歳以上の人を対象としています。

ただ、2回目の手術を受ける人もいるので、時期については医師とよく相談して決めたほうがよいでしょう。

Q61 骨切り術について教えてください

骨切《こっき》り術は、O脚もしくはX脚を改善することで膝の痛みを軽減します。**腰から下、または全身麻酔をしておこないます。**10㎝ほど切開して、大腿骨《だいたいこつ》または脛骨《けいこつ》を切る長さを決め、骨に数センチ切り込みを入れます。**O脚やX脚が改善するように角度を調整して、骨切り部に人工骨を挟み、プレートとスクリューで固定します。**使用する人工骨はアレルギーが起こりにくい素材なので心配はいりません。

手術にかかる時間は1～2時間程度です。入院期間は3～4週間で、早期からリハビリを開始します。術後すぐには膝関節に体重をかけられないので、リハビリ期間はやや長めです。

骨切り術は、O脚やX脚によって膝関節の内もしくは外側にかたよって負荷がかかり、軟骨がすり減って痛みや関節の変形が起こっている人に適した手術です。軟骨が広範囲ですり減っている場合や、関節の可動域が狭くなっている人には適さないため、おこなわれません。

主に**対象となるのは、活動性の高い40代〜60代の患者さん**です。自分の関節を温存する手術なので、膝に負担がかかりやすい職業やスポーツをしている人によくおこなわれています。術後も膝を深く曲げることができ、正座も可能です。60代以降の高齢者は軟骨が広範囲ですり減っていて、適用にならないケースが多いのですが、膝の軟骨のすり減り具合によっては70代〜80代でも骨切り術ができることもあります。

▼骨切り術

手術前

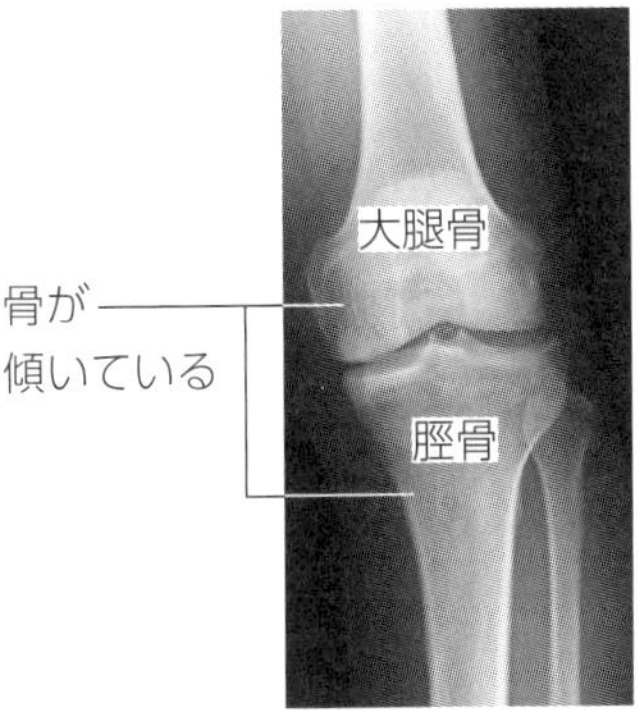

膝関節の軟骨がすり減り、大腿骨と脛骨が傾いている

手術後

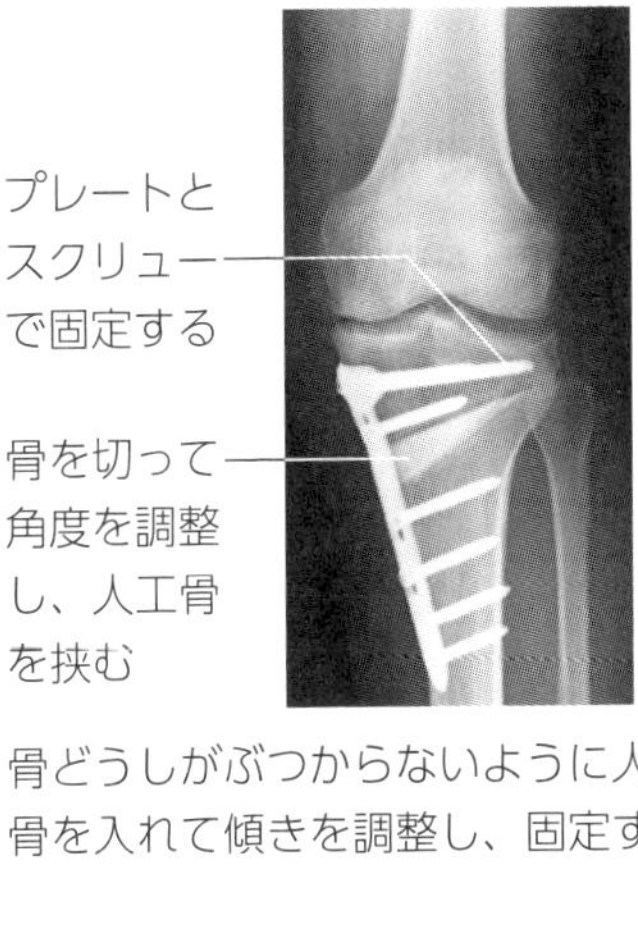

骨どうしがぶつからないように人工骨を入れて傾きを調整し、固定する

Q62 人工関節置換術について教えてください

変形性膝関節症の手術で最もよくおこなわれているのが、人工関節置換術です。**軟骨がすり減って変形した膝関節を人工関節に置き換える方法**です。膝関節の変形が強く、痛みもひどい場合に適用になります。

人工関節の耐用年数が20～30年であるため、手術を一度で済ませることを考えると65歳以上の人が適しています。極端に筋力が衰えていたり、寝たきりだったりする場合は手術できません。また、手術後にはリハビリテーションが不可欠であるため、脚に麻痺がある人や認知症によってリハビリがむずかしい場合も手術はすすめられません。しかし、体力と筋力がある程度保たれていれば、年齢による制限はなく、90歳代前半でも手術を受ける人はいます。

人工関節置換術には、**膝関節をすべて置き換える方法と、関節の内側または外側のどちらか一方だけを部分的に人工関節に置き換える単顆《たんか》型人工関節置換術があります。**

▼人工関節置換術

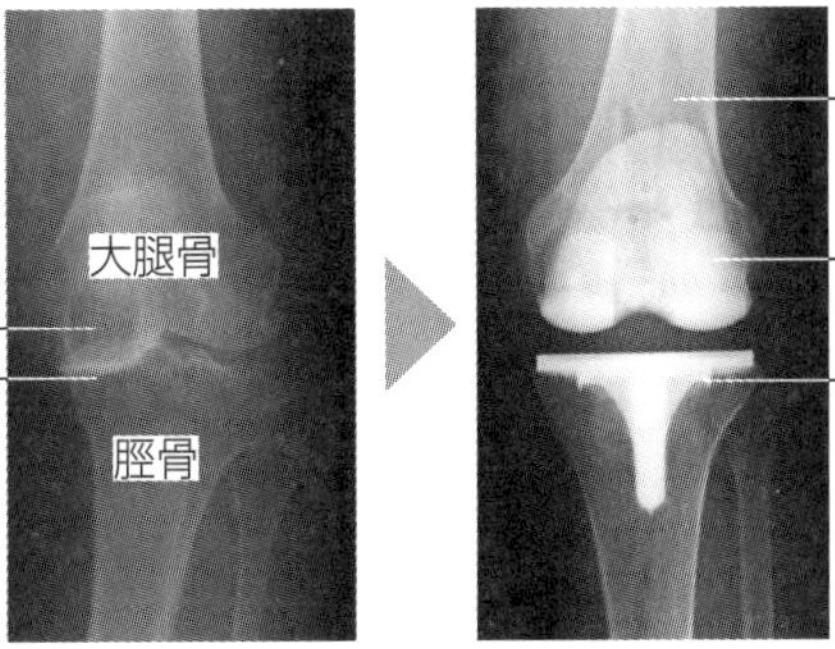

変形性膝関節症によって軟骨がかなりすり減り、大腿骨と脛骨がぶつかっている

大腿骨と脛骨にそれぞれ人工関節を入れて、骨どうしがぶつからないようにしている

手術は、腰椎《ようつい》麻酔または全身麻酔でおこないます。膝を10～15㎝程度切開して、変形した関節部分を取り除き、骨を削って表面を整えます。O脚やX脚がある患者さんはこのとき角度を矯正します。

関節をすべて置き換える場合の人工関節は、大腿骨《だいたいこつ》部品、脛骨《けいこつ》部品、膝蓋骨《しつがいこつ》部品など、いくつかの部品でできています。これらの部品を削って整えた骨に固定します。部品を固定する際、骨セメント（樹脂）を使う場合と使わない場合があります。**手術には1～2時間ほどかかります。入院期間は約3週間です。**

人工関節置換術のメリットは、ほとんどの患者さんが痛みから解放されることです。しかし、手術後にはあまり激しい運動はできなくなります。すべて置き換える人工関節の場合、膝を曲げられる角度は１２０～１３０度になり、通常正座はできません。そのため、いすやベッドを使った洋式の生活のほうがラクになります。

　部分的に人工関節にする単顆型人工関節置換術では、膝を１４０度以上曲げられることがあり、術後の違和感も比較的少なめです。

　どちらの手術も、術後の注意点としては、感染のリスクがあることです。けがなどから細菌が侵入し、人工関節にたどりつくと感染が起こります。大きなけがをしたり、皮膚病や虫歯で治療したりするときは必ず人工関節置換術を受けたことを医師に伝えてください。

▼単顆型人工関節置換術

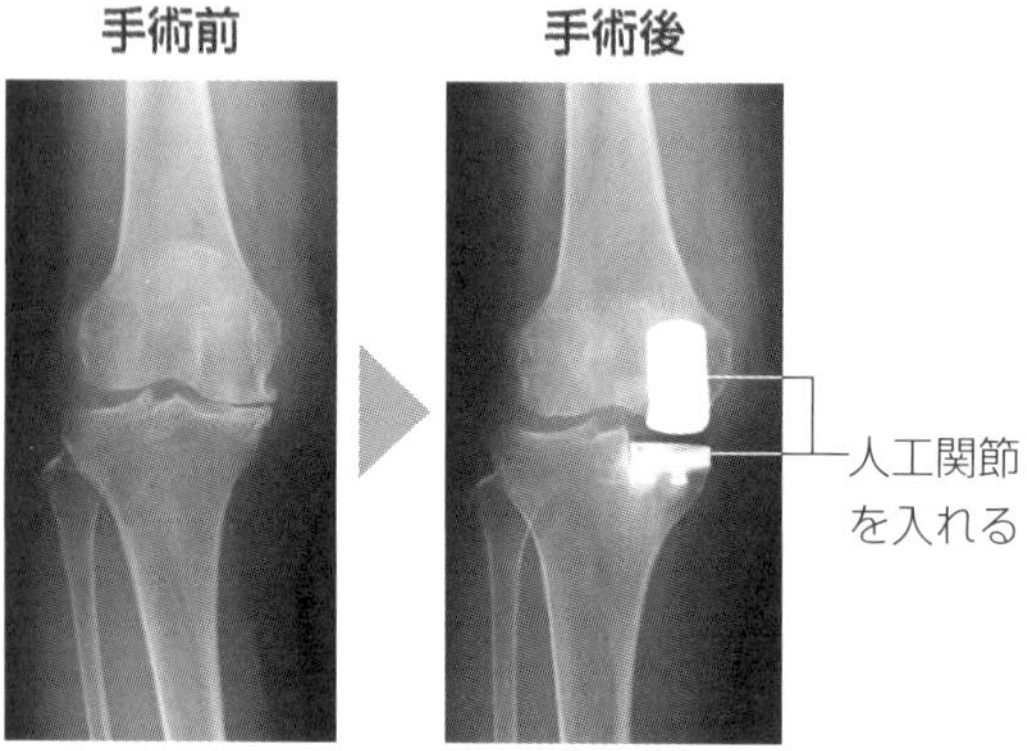

すり減りが集中している箇所に人工関節を入れ、
骨どうしがぶつからないようにしている

Q63 人工関節置換術でロボット支援手術が受けられますか？

現在、さまざまな分野でロボット支援手術が増えていますが、変形性膝関節症でも２０１９年から人工関節置換術のロボット支援手術が健康保険の適用となり、「Ｍａ《メイ》ｋｏ《コー》」「ＮＡＶＩＯ《ナビオ》」「ＣＯＲＩ《コリ》」「ＲＯＳＡ《ロザ》」と次々に支援ロボットが登場しています。

ロボット支援手術には、術前計画を立てる段階から実際に手術をするまで多くのメリットがあります。ＣＴ検査の画像を読み込ませることにより、患者さんの関節にマッチした人工関節置換術を計画することができ、術前計画どおりの手術が可能になっています。手術も人の手による場合よりも術者による差が生じにくいというメリットがあります。骨を削る際のドリルの回転数・位置などを制御する機能があり、骨を余分に削ったり、近くにある靭帯《じんたい》を傷つけたりするリスクも減ります。

ただ、**現時点ではロボット支援手術をおこなっている医療機関が少なく、どこでも受けられるわけではありません。**希望する場合は、まずは担当医に相談しましょう。

Q64
内視鏡を使う手術があると聞きました

関節専用の内視鏡を用いた手術を関節鏡視下手術といいます。**内視鏡を使い、すり切れた半月板《はんげつばん》や増殖した滑膜《かつまく》などを切除して取り除きます。**

ただ、根本的な治療ではなく、変形性膝関節症を悪化させるリスクがあることもわかっており、現在では積極的にすすめることはあまりありません。**一時的な痛みをとるためにおこなわれるものです。**希望する際はメリットとデメリットをよく聞いておきましょう。

▼関節鏡視下手術

半月板が欠けて、関節に挟まっている場合に破片を取り除くなど、関節内を掃除する

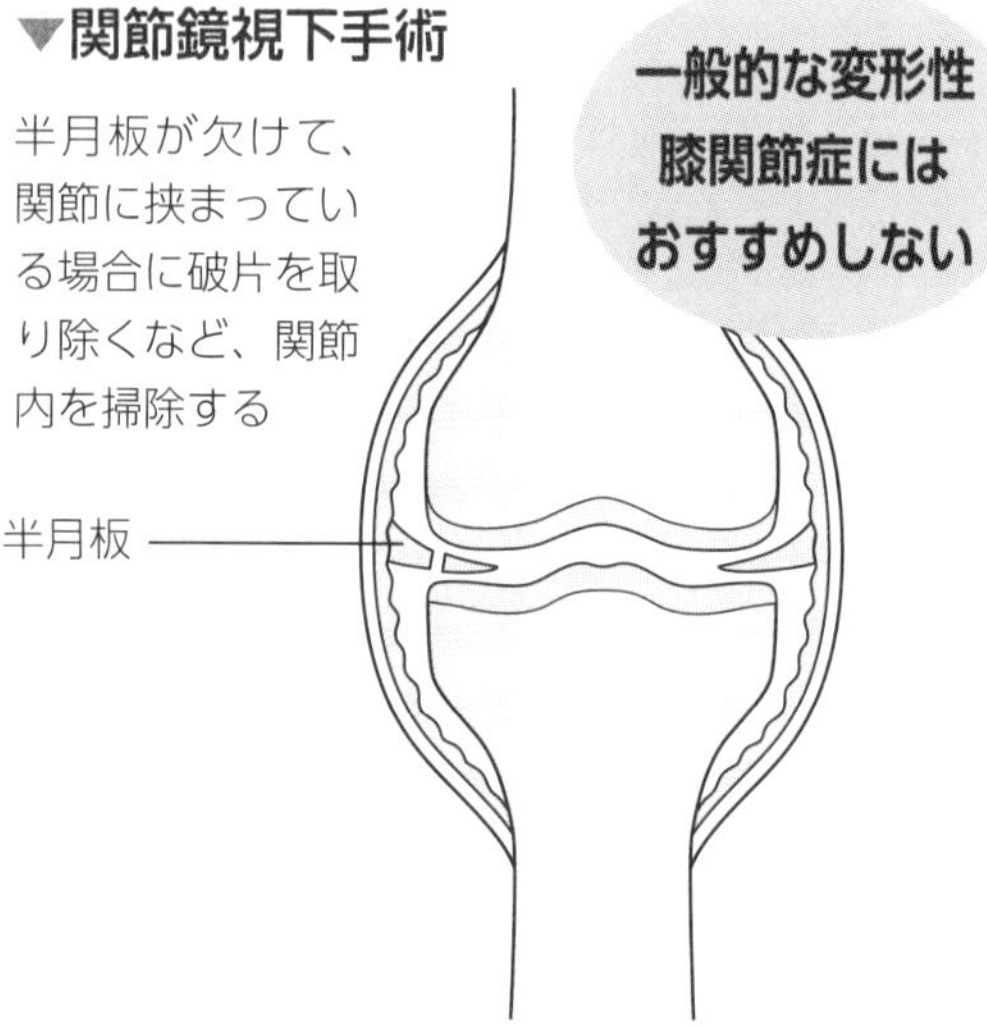

半月板
一般的な変形性膝関節症にはおすすめしない

Q65 手術をすすめられましたが、納得できません

医師に手術をすすめられたとき、「ほんとうに手術が必要なのか」と思うことはあると思います。**まずは担当医に「納得できない」と伝えて、より詳しい説明を聞いてみましょう。**医師の説明不足のこともありますし、患者さんの理解が不十分のケースもあります。それでも納得できなかった場合は、**別の医師の意見を聞くセカンドオピニオンを希望するとよいでしょう。**

セカンドオピニオンを受ける医療機関を決めたら、担当医に相談してください。卒直に「セカンドオピニオンを受けたい」と言って大丈夫です。医療機関によって手続きが多少異なることがありますが、担当医に診療情報提供書（紹介状）や検査画像などを出してもらい、セカンドオピニオンを受ける医療機関に持参すると診察がスムーズです。現在の担当医の話で納得できない点や気になることは、事前に質問内容を整理しておきましょう。

Q66

手術方法はどのように決めるのですか？

骨切《こつき》り術も人工関節置換術も、手術には適用のための条件があります。例えば、骨切り術を希望しても患者さんの関節の状態が適さない場合は、人工関節置換術か手術以外の治療法を考えることになります。

また、手術方法によって術後にできること・できないことがあります。それによって患者さんの希望する生活がかなえられなくなることもあります。もし、やりたいことがある場合は積極的に医師に伝えてください。それも手術方法を選択するうえで重要な判断材料になります。

手術方法は**関節の状態だけでなく、患者さんの希望なども考慮したうえで総合的に判断して医師が提案します。**両方の手術適応があるなら患者さんの希望でどちらかを選択することになると思います。もし、提案されたものに納得できなければ、セカンドオピニオン（→Q65）を希望するとよいでしょう。

Q67 手術をすると、脚の形が不自然になりませんか？

骨切《こつき》り術や人工関節置換術では、骨を切ったり関節を人工のものに置き換えたりするため、脚の形が不自然になるのではないかと不安に思われる人がいますが、その心配はいりません。

手術前は軟骨がすり減ったり、関節の変形があるためにO脚やX脚が目立っていることがありますが、**手術ではこうした変形を自然な形状に近づけ、脚の形を整えるように調整します。**

以前は、骨切り術ではO脚がある患者さんの場合は関節への負荷を軽減するために極端なX脚になるように調整することもありましたが、現在はそうした処置はせず、ナチュラルな形に整えるのが標準となっています。人工関節置換術でも関節の一部に強い負荷がかからないように自然な形に調整します。

したがって、**術後に脚の形が不自然になるようなことはありません。**

Q68

手術は左右同時におこなうのですか？

多くの変形性膝関節症の患者さんは、多少差がありますが、左右両方とも膝の軟骨がすり減り、痛みなどの症状が出ています。**必ずしも同時に手術を受ける必要はありませんが、両膝に変形があって痛みを伴っている場合は数年以内を目安に両方とも手術を受けるのがよいでしょう。**

●**片方の膝だけ手術した場合**　手術した側の脚がやや長くなって、歩き方がアンバランスになりがちです。するとそのゆがみの影響が骨盤におよんで、腰痛の原因になることがあります。そのため、両膝を手術したほうがこうした左右差を防ぐことにつながります。

なかには特に片方の膝の症状が激しく、まずはそちらだけ先に手術して様子をみたいという人もいます。この場合は術後３～６ヵ月ほど経過すると、膝の痛みがなく快適にすごせるようになってくるため、もう片方も手術を受けることにする人が多いようです。

● **両膝を同時に手術する場合** 痛みや軟骨のすり減り具合には左右で多少差がありますが、進行していずれ手術が必要になることを考えると、**両膝同時手術の選択肢もあります。**両膝を同時におこなったほうが手術も入院も一度に済ませることができるというメリットもあります。

両膝同時の手術だと入院期間がとても長くなると思われがちですが、片膝の手術と比べても数日から1週間程度長くなるだけです。また、リハビリテーションも両膝同時だとたいへんそうなイメージがありますが、片膝の手術の場合と期間やリハビリの内容にほとんど差はありません。そうなると一度の入院とリハビリによって、両膝の痛みが改善され、メリットも大きいといえます。手術や入院にかかる費用も同時に受けたほうが結果的には抑えられます。

両膝同時の手術の対象となるのは、体力や筋力が保たれており、内科的な不安要素が少ない人です。持病があっても良好にコントロールできている場合は受けられます。なお、医療機関によっては両膝同時の手術をおこなっていない場合もあります。希望するときは、まずは医師に両膝同時の手術が適しているかを相談しましょう。

Q69 手術の合併症はありますか？

手術をおこなう場合、合併症が起こらないように細心の注意を払いますが、リスクはゼロではありません。

膝の手術で起こりうる主な合併症には以下のものがあります。

●**感染症**　骨切《こつき》り術と人工関節置換術ではいずれもある程度皮膚を切開するため、感染のリスクがあります。対策として、手術前から抗菌薬の点滴をおこないます。特に、人工関節は感染に弱いことから、手術は特別に清潔度の高い部屋でおこなうなどの対策がとられます。

●**神経の損傷**　骨切り術では脛骨《けいこつ》の横にある腓骨《ひこつ》を切除することがあり、このときすぐ近くにある腓骨神経を傷つけてしまうことがあります。神経が損傷されると、足にしびれなどの後遺症が出ることがあります。

●**深部静脈血栓症と肺塞栓《そくせん》症**　骨切り術と人工関節置換術のどちらでも起こること

があります。手術時に血管内にできた血栓が、脚の静脈に詰まることがあります。人によっては脚がむくんで痛みが起こります。さらに、この血栓が血流によって肺動脈に流れていって詰まることがあり（肺塞栓症）、この場合は命にかかわることもあります。ただ、肺塞栓症の発生率は非常に低く、また対策も十分にとられます。手術中や術後には弾性ストッキングを着用して血流がうっ帯するのを予防したり、脚を自動的にマッサージするフットポンプという装置を用いたりします。早期にリハビリテーションを開始して、脚を動かすことでも予防できます。

●**人工関節のゆるみ**　細菌感染によって骨の一部が壊れると、人工関節と骨の継ぎ目にゆるみが生じます。また、術後に膝関節に強い負荷がかかりすぎると人工関節の摩耗が起こり、それによってゆるみが生じることがあります。医師の指示を守って、人工関節に過度な負荷をかける動作をしないなどの注意点を守ることで予防することができます。

そのほか、高齢の患者さんで骨がもろい場合、膝の周囲で骨折を起こすことがあります。また、手術前後に使用する薬に対するアレルギーが起こる可能性もあります。

ただ、これらの合併症は頻度が高くはないので、過度な心配はいりません。

Q70 手術後から退院までの流れを教えてください

手術方法が骨切《こつき》り術か人工関節置換術かによって、また医療機関によっても多少の違いがありますが、手術が終わったらアイシングをして出血や腫れを抑えます。麻酔から覚めたら、**手術の当日、あるいは翌日からリハビリテーションが始まるのが一般的です。**

手術のあと、傷が痛むことを心配する人も多いのですが、手術当日は痛み止めが効いているので痛みはあまりありません。しかし、薬の効果がきれると痛みが出てきます。このときは痛みをがまんせず、医師や看護師に伝えてください。スムーズにリハビリを進めるためにも薬で痛みを抑える必要があります。

手術当日は尿路カテーテルを入れますが、手術の翌日からは車いすや歩行器、荷重制限が必要な場合は松葉杖を使って自分でトイレに行けるようになります。

また、血栓予防のためにフットポンプを使用しますが、これは術後2日目ごろにははずされます。

同じく血栓予防のために弾性ストッキングを着用している場合は、医師の許可が出るまでは着用したままリハビリをおこないます。

入浴は手術から数日後にはシャワーが可能です。

手術直後のリハビリは不安かもしれませんが、理学療法士がつき添っておこなうので、心配はいりません。

抜糸は手術から約２週間経過したころになります。**退院は、骨切り術は術後3〜4週間後、人工関節置換術は術後2〜3週間後**となります。

自宅に帰ったあとも3ヵ月間はリハビリを継続します。自宅で続けるか、通院して続けるかは医師と相談して決めましょう。

▼手術から退院までの流れ

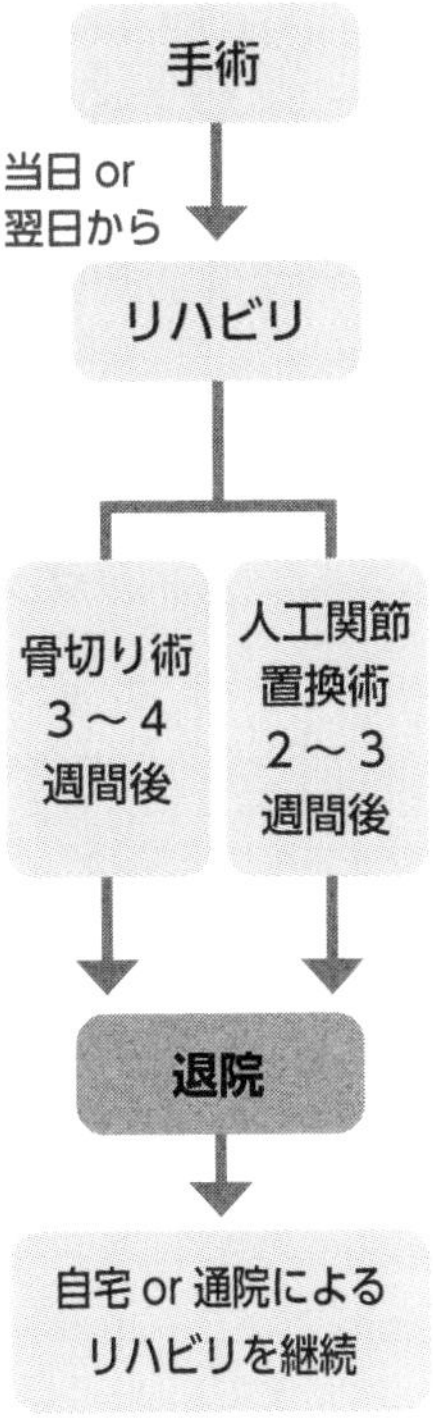
手術
当日 or 翌日から
リハビリ
骨切り術 3～4 週間後
人工関節置換術 2～3 週間後
退院
自宅 or 通院によるリハビリを継続

変形性膝関節症の手術後は早くからリハビリを開始する。退院後も少なくとも3ヵ月は医療機関で指導してもらったリハビリをおこなう

Q71 手術後はどんなリハビリをするのでしょうか？

変形性膝関節症の術後は、どの手術方法であってもリハビリテーションが重要です。手術を受けたらそれで終わりではありません。術後にしっかりリハビリをおこなわないと、手術を受けてよかったと思える膝の状態にはなりません。

術後は痛みがあり、傷口も気になるため安静にしていたくなりますが、動かさない時間が長くなるほど回復が遅れます。特に高齢者では体力も筋力もすぐに落ちてしまいます。すると、ますますそのあとのリハビリがたいへんになります。現在は手術当日、または翌日からリハビリを開始するのが一般的なので、医師の指示を守ってがんばってリハビリを開始しましょう。

高齢者はリハビリのやり方を覚えるのに手間取ってしまうこともあります。できれば手術前からリハビリでおこなう運動を少しずつ練習しておくと、スムーズにリハビリを進めることができます。リハビリでおこなう運動を早めに習っておくと安心です。

手術の当日（または翌日から）には、骨切《こつき》り術、人工関節置換術ともベッドの上でできるリハビリから開始します。**「足首を前後に動かす運動」**や**「太ももの筋肉を鍛える運動（→Q32）」**などをおこないます。これらは膝に荷重をかけずにおこなえる運動です。

手術の翌日からは、人工関節置換術を受けた人は**歩行練習**や**膝を曲げ伸ばしするストレッチ**（→Q31）、**脚上げ運動**（→Q32）などを継続します。骨切り術を受けた人は、手術の翌日から**松葉杖を使った歩行練習**を開始します。2～3週間後には松葉杖なしで歩く練習に移ります。

自宅に戻ってからもリハビリは続けてください。医師や理学療法士からリハビリメニューを提案されるので、そのリハビリメニューを毎日続けることが大切です。

▶足首を前後に動かす運動

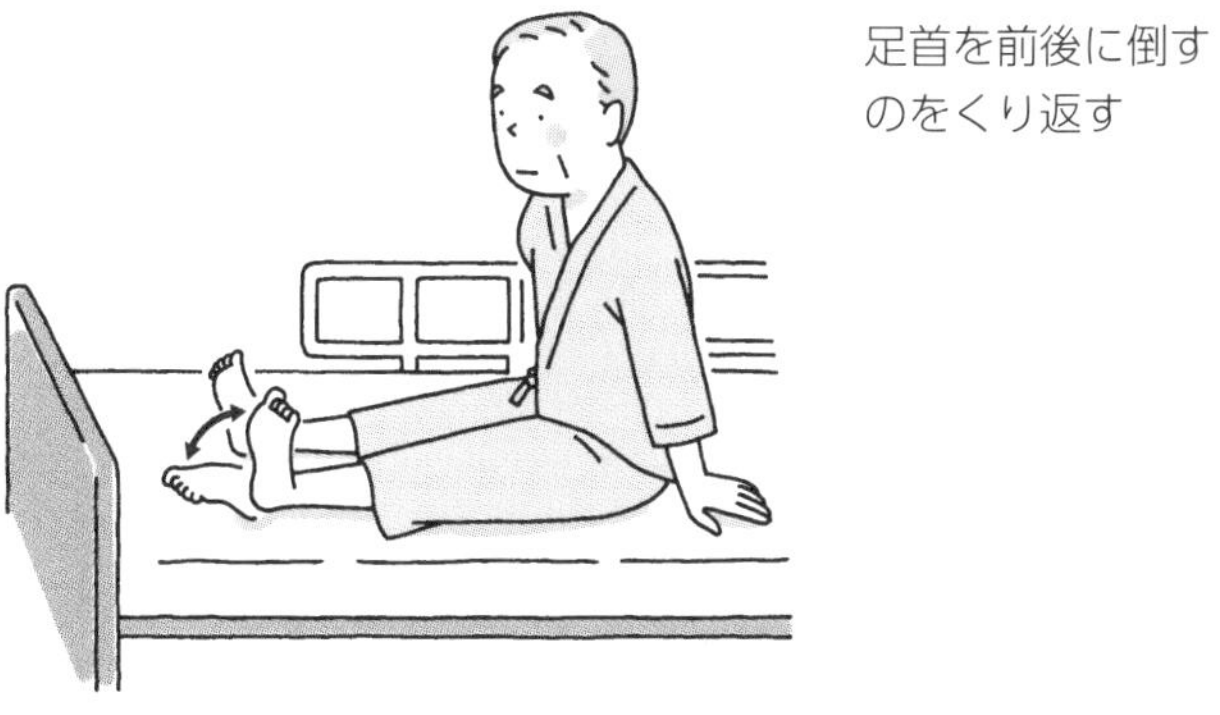

Q72 手術後に気をつけることはありますか？

退院後は通院して経過をみてもらいます。

術後3ヵ月ほどはときどき痛みや腫れが出ることがありますが、**膝が熱をもち、赤みがあったり激しい痛みがあったりするときは必ず受診してください。**

骨切《こつき》り術では切開した骨がつくまでに時間がかかるため、医師の指示を守って定期的に通院してエックス線検査を受けます。術後しばらくの間は無理な動きをするのはやめましょう。無理に負荷をかけると骨がつきにくく、場合によってはプレートが破損するおそれがあります。

人工関節置換術を受けた人は**特に転倒しないように注意してください。**転んで骨折をすると治療がとても困難になります。また、人工関節の耐久性を考慮すると**無理に正座をしたり、膝を深く曲げて長時間作業をするのは避けたほうがよいでしょう。**感染対策も忘れないでください（→Q62）。

Q73 手術後にスポーツを再開してもよいですか？

もともと何かスポーツをしていた人は、膝の手術をしたあと、そのスポーツを続けられるのか気になるところです。スポーツを再開できるかどうかは、まずどんな手術を受けたかによって異なります。

骨切《こつき》り術では自分の関節を温存するため、無理のない範囲でジョギング、ゴルフなど比較的軽めのスポーツなら可能です。しかしあくまで個人差があり、膝の状態によってはマラソンや格闘技、サッカー、ラグビーなどの膝への衝撃が非常に強い種目は禁止されることがあります。

スポーツを再開する場合は術後の経過が良好で、医師の許可が出ることが必要条件です。成功したとはいえ手術を受けたわけですから、骨を切った部分に強い負荷がかかりすぎると損傷が起こる危険があります。定期的に通院して検査を受け、膝の状態を確認することが大切です。

人工関節置換術を受けた場合は、どうしてもスポーツの再開はさらに慎重にならざるを得ません。膝を深く曲げたり、強い衝撃が加わると人工関節がゆるんだり破損したり、骨が損傷したりする危険があります。そうなると再手術もむずかしくなることがあるからです。

基本的には、マラソンやバスケットボール、ハンドボール、格闘技、サッカー、ラグビーなど膝に強い衝撃が加わるリスクが高いスポーツは禁止です。ウインタースポーツのスキーやスノーボードなども避けたほうがよいでしょう。

一方、ウォーキングやサイクリング、水泳、ゴルフなどのあまり膝に負荷がかからないスポーツならおこなってもかまいません。

スポーツを続けてきた人にとって、それをやめなければならないことはたいへんショックな出来事です。しかし、無理にスポーツを続けると、さらに膝が悪化する可能性もあります。代わりにできるスポーツを始めてみたり、これを機に別の趣味に挑戦することも考えてもらえると嬉しいです。

もし、どうしても続けたいものがあるのであれば、手術前に医師に相談することをおすすめします。

Q74 手術したのに、痛みがなかなかとれません

骨《こつ》切《き》り術や人工関節置換術の手術を受けたのに痛みがまだ続いている、と訴える患者さんは手術を受けた人のうち数パーセントみられます。

● **原因を探る**　手術のあとに慢性的に痛みが続くものを「術《じゅつ》後《ご》遷延性《せんえんせい》疼痛《とうつう》」といいます。**手術前とは違うタイプの痛みのことも多く、心因性のものも含めて原因を探り、対処することが必要です。**痛み方や現れている症状によっては、感染症などの緊急性が高いものもあるため、その鑑別をすることも大切です。

診察では、まず膝周辺の皮膚をよく観察します。手術の傷の治り具合や赤み、熱感などを調べます。また、指で押してみるとピンポイントで痛みを感じる圧痛点がある場合もあるので、その有無を確認します。

さらに、膝を曲げ伸ばししたり、曲げた状態でスムーズに動くか、ひっかかりやこすれる感じなどがないかを調べたりします。

エックス線検査やCT検査などの画像検査をおこなって骨や靭帯《じんたい》の状態をはじめ、プレートやスクリュー、人工関節などに不具合がないかを確認します。また、股関節や大腿骨《だいたいこつ》の不具合が影響していることもあるため、膝だけでなく関連している骨や関節も調べます。

患者さんは、どんなときに痛みがあるのかを診察の際に伝えてください。それによって、おおよその原因がわかることもあります。例えば、安静時や夜間に痛むときは感染や関節液がたまっていることによる痛みや神経障害性疼痛が考えられます。動作の始めに痛むときは、人工関節のゆるみなどが疑われます。体重をかけたときに痛む場合は、感染や骨折、人工関節のゆるみが考えられます。膝を曲げ伸ばししたときに痛む場合は、骨どうしや靭帯、関節包《かんせつほう》などの軟部組織の引っかかりやこすれ、関節包の異常、膝蓋骨《しつがいこつ》の動きが悪いなどさまざまな要因が考えられます。

●原因別の対処　診察で痛みの原因が明らかになったら薬物療法や再手術などで対処します。

人工関節で感染が起こっている場合、以前は新しい人工関節に取り替える手術を主におこなっていましたが、最近では再切開して排膿・除菌をおこない、高濃度の抗菌薬を局所に注入する治療で改善できることが多くなっています。

人工関節のゆるみが原因であれば、再手術で新しいものに交換します。

なお、痛みの原因が明らかでない場合に再度人工関節置換術をおこなっても、術後の状態はあまり改善しないことが多いので、再手術をするかは慎重に検討します。

痛みの原因が心因性の場合は、経過が長引く傾向があります。痛みを抑える薬を用いながら、運動療法を続けてもらいます。心因性では、痛みがあっても機能的には問題なく動かせることが多いものです。定期的に通院し、フォローアップしながら痛みを軽減させる治療を続けていきます。

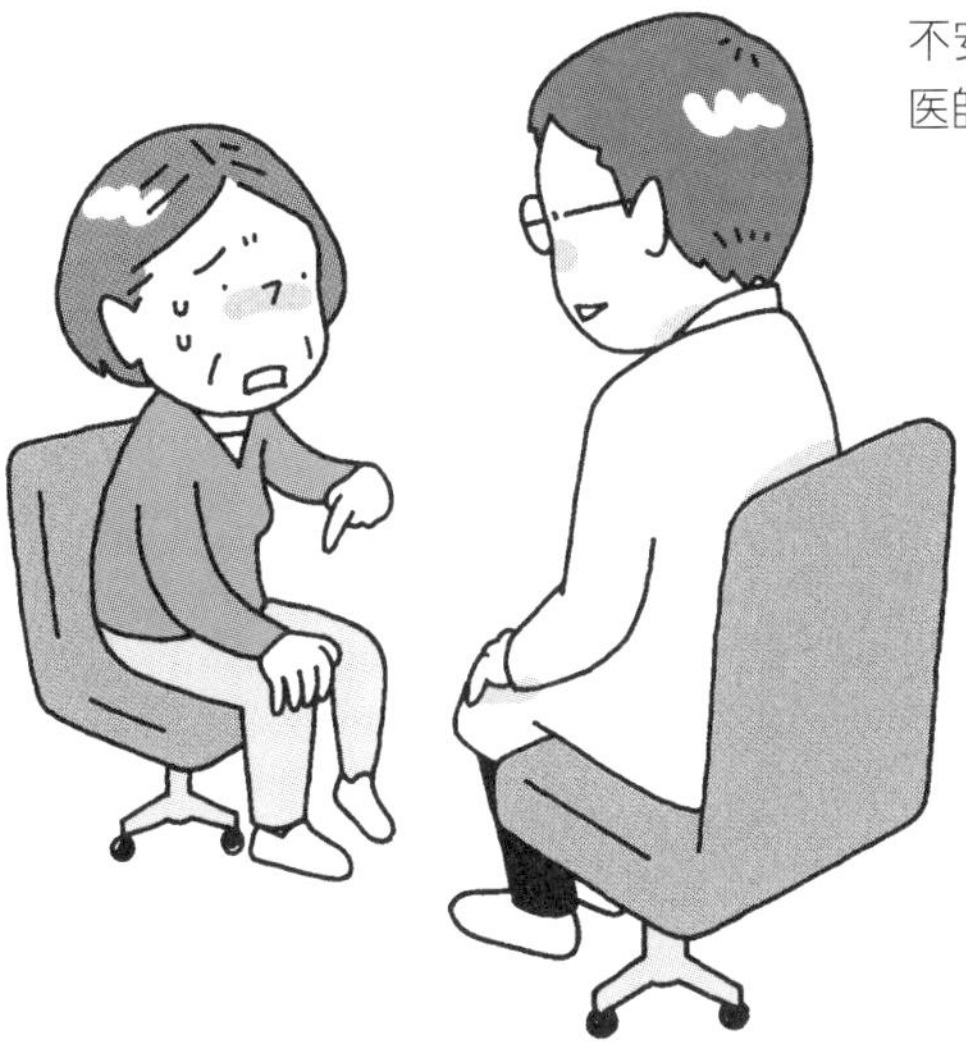

不安なことはなんでも
医師に相談してみよう

Q75

早く手術をすると、再手術が必要になりますか？

再手術になる理由は、骨切《こつき》り術と人工関節置換術では異なります。

まず、骨切り術では自分の関節を温存しますが、10～15年と年数を経るうちに軟骨がすり減ってくることがよくあります。そうなると痛みや動かしにくいといった症状が現れ、再手術を検討することになります。この場合は骨切り術ではなく、人工関節置換術になることが多いでしょう。こうした事情もあり、医師は骨切り術をおこなう前に、**年数が経つと再手術になる可能性がある**ことを患者さんに必ず伝えます。

また、骨切り術が再手術になる原因として、切った部分の骨がうまくつかない**「骨《こつ》癒合不全《ゆごうふぜん》」**もあります。この場合、骨移植による再手術をします。骨癒合不全は喫煙者に多いことから、医療機関によってはたばこを吸う人には骨切り術をおこなわない方針のところもあります。そのほかに、骨切り術の再手術にはプレートやスクリューによる固定がうまくいっていない場合もあります。

人工関節置換術を受けた人が再手術になる理由としては、**感染や人工関節の部品のゆるみ**による場合が多いといえます。

感染は手術直後のものだけでなく、1年以上経過して起こることもあります。傷からの感染や虫歯、水虫などが原因となるものです。感染が原因のときは、高濃度の抗菌薬を注入する方法で治ることが多いため、再手術になるケースは減っています。

部品のゆるみによる場合は再手術が必要です。

また、人工関節の**耐用年数を超えた場合に再手術になる**こともあります。以前に比べて耐用年数はかなり延びていることもあり、数は減っていますが、40代や50代前半で人工関節置換術を受けた人は再置換になることがあります。70代や80代になって再手術が可能か心配かもしれませんが、年齢制限はありません。手術に耐えられる体力と筋力が保たれていれば、再手術は可能です。

なお、2度目の人工関節置換術は前回の手術で骨を削っているため、さらに大きな人工関節を用いることになります。また、高齢で骨粗しょう症があって骨がもろくなっていると手術が非常にむずかしくなります。そのため、将来に備えてふだんから骨が弱くならないように運動を継続し、骨粗しょう症対策をしておくことが大切です。

Q76

手術費用はどれくらいかかりますか?

手術費用は、手術の方法や入院日数などで異なります。以下は3週間入院した場合の目安です（医療機関で多少異なるので参考程度にしてください）。

● **骨《こっ》切《き》り術**　入院治療費170万円＋食事負担：約3万円となり、トータルで173万円。3割負担で約55万円。

● **人工関節置換術**　入院治療費180万円＋食事負担：約3万円となり、トータルで183万円。3割負担で約58万円。

● **両膝同時人工関節置換術**　入院治療費280万円＋食事負担：約3万円となり、トータルで283万円。3割負担で約90万円。

手術費用の詳しい相談は医療機関のソーシャルワーカーが対応してくれるはずです。高額療養費制度を活用することで自己負担額を軽減できることがあるので、相談してみましょう。

Q77 変形性膝関節症の再生医療があると聞きました

再生医療とは、病気やけがなどで損なわれた体の機能を取り戻すため、人の体に備わっている再生する力を利用して、細胞や組織、臓器などの再生を図る新しい治療法です。ES細胞やiPS細胞などによる再生医療が話題になっていますが、変形性膝関節症の治療の分野でも再生医療がおこなわれるようになっています。

変形性膝関節症の再生医療には、自己血液から採取した血小板を用いる**「PRP療法**（↓Q78）**」や間葉《かんよう》系幹《かん》細胞を使う「幹細胞治療**（↓Q79）**」などがあります。**いずれも関節内に注射します。

現時点では、これらの再生医療は関節内注射などの保存療法と手術の間に位置するものとされ、軟骨のすり減りや関節の変形が進行するのをできるだけ抑える治療法として考えられています。また、手術を希望しない人、あるいは持病などによって手術がおこなえない場合の選択肢の一つにもなっています。

ただ、軟骨再生の効果については検証中のものがあり、限局的であったり、人によっては効果が得られなかったりすることもあるようです。

さらに、これらの再生医療は健康保険が適用されていない自由診療でおこなわれており、高額な費用がかかります。

したがって、再生医療を受けるにあたってはメリットとデメリットについて説明を受けてよく検討しましょう。

▼再生医療の位置づけ

再生医療はまだまだ発展途上の治療法。手術に至る一歩手前の選択肢とされる

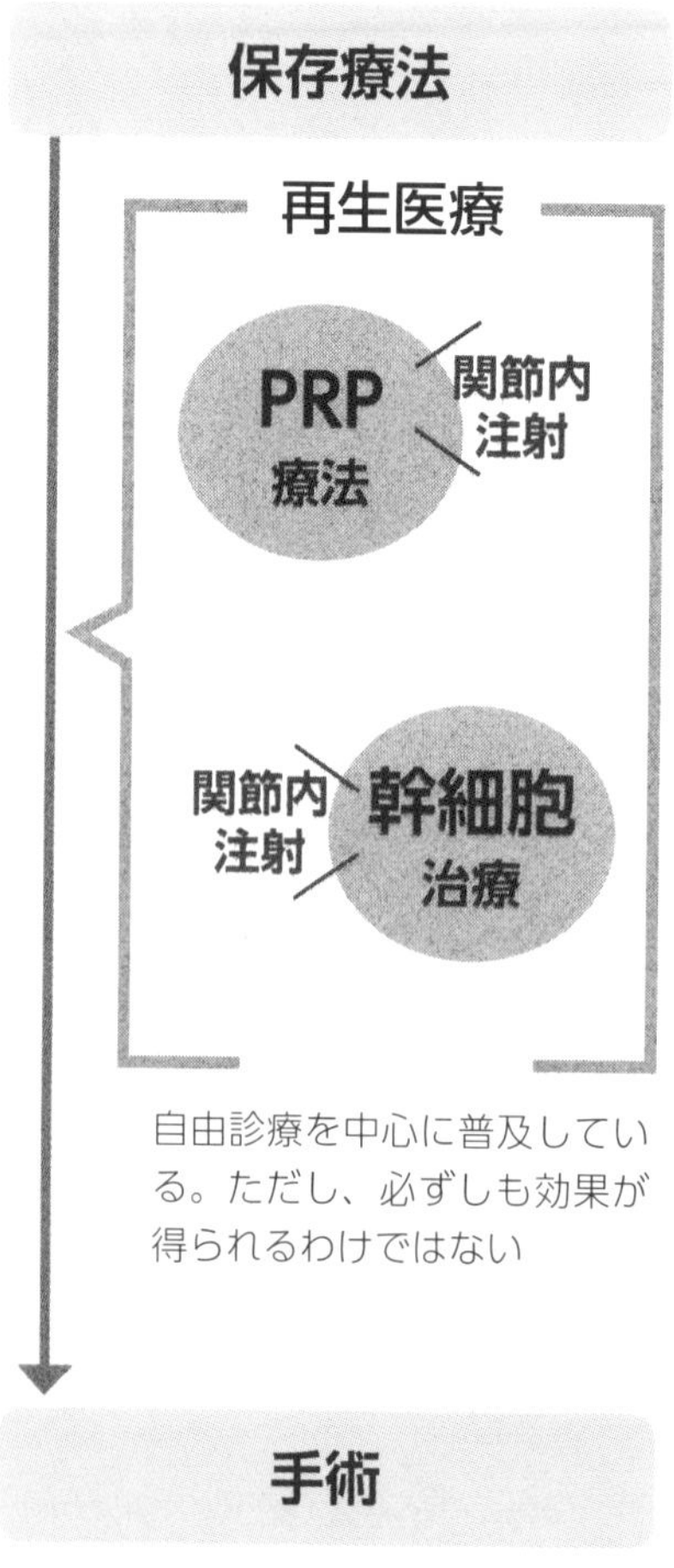
保存療法
再生医療
PRP療法
関節内注射
幹細胞治療
関節内注射
自由診療を中心に普及している。ただし、必ずしも効果が得られるわけではない
手術

Q78 再生医療のPRP療法について教えてください

ＰＲＰ療法とは、**自分の血液から採取した血小板を関節内に注射する**方法です。血小板には組織の修復や炎症を抑える働きがあり、その効果を利用したものです。血小板を膝関節に注射することで軟骨のすり減りが抑えられ、炎症を鎮める効果が期待できます。

患者さん本人の血液から血小板を採取するため、アレルギーや感染を起こす心配がなく、大きな副作用もありません。入院する必要もなく、通院だけで治療が受けられるメリットがあります。

治療の手順は、腕から血液を採取し、その血液を遠心分離して血小板を抽出し、これを膝関節に注射します。

最近はＰＦＣ-ＦＤ™療法もあります。採血してから血小板に含まれている成長因子だけを濃縮してフリーズドライを作製し、溶解して注射する方法です。フリーズドライをつくるのに約3週間かかるため、希望した当日すぐには注射を受けることはできません。

なお、フリーズドライにすることで成分が高濃度となり、6ヵ月の長期保存も可能なので複数回治療をくり返して受けたい人には適しています。

PRP療法は**変形性膝関節症だけでなく、変形性股関節症、靭帯《じんたい》損傷や半月板《はんげつばん》損傷、腰痛などさまざまな整形外科の病気やけがが対象**になっています。

治療効果については炎症を抑える効果があるとされていますが、効く人もいれば効かない人もいて、こうした差が生じる理由はまだ詳しくわかっていません。すり減った軟骨が元に戻ったり、修復が促されたりするのかについても現段階では十分な検証がなされていない状況です。

さらに、自己免疫疾患の治療薬を使用している人は、血液中の成分に影響がおよんでいるため効果が十分に発揮されないこともわかっています。

日本ではまだ**PRP療法とPFC-FD™療法のいずれも健康保険が適用されておらず、自由診療**であるため高額で、実施する医療機関で異なりますが1回あたり数万から30万円ほどかかります。

Q79 再生医療の幹細胞治療について教えてください

幹細胞治療は**自分の脂肪や骨髄、滑膜などから採取した間葉《かんよう》系幹細胞を培養し、関節内に注射する治療法**です。関節内の炎症を抑え、軟骨の再生を促す効果が期待されています。間葉系幹細胞は組織の再生能力をもつ細胞で、骨髄や脂肪などに含まれています。脂肪由来の細胞は骨髄から採取するよりも容易で体への負担も少ないため、利用しやすいといえます。

治療の手順は、局所麻酔をしたうえで腹部や膝の裏側を数㎜切開して脂肪などを採取します。この採取した細胞から間葉系幹細胞を分離して、3～4週間ほどかけて増殖培養します。これを関節内に注射します。

軟骨再生が期待されていますが、個人差があるため、誰でも効果が得られるとは限りません。また、健康保険適用外で、自由診療となります。医療機関によって異なりますが、100万円を超えることもあり、非常に高額な治療法です。

参考文献

日本整形外科学会監修、日本整形外科学会診療ガイドライン委員会・変形性膝関節症診療ガイドライン策定委員会編『変形性膝関節症診療ガイドライン 2023』（南江堂）
池内昌彦編著『長引く膝の痛みに対する治療戦略』（日本医事新報社）
田代俊之著『図解・即解！ 基礎からわかる健康シリーズ　変形性ひざ関節症』（ベースボール・マガジン社）

■画像提供
有限会社須田義肢製作所（P99）

● 編集協力　オフィス 201、重信真奈美
● カバーデザイン　村沢尚美（NAOMI DESIGN AGENCY）
● 本文デザイン　南雲デザイン
● 本文イラスト　小野寺美恵　千田和幸

監修者プロフィール

池内　昌彦（いけうち・まさひこ）

1995年、高知医科大学医学部卒業。高知大学医学部整形外科講師、准教授などを経て2014年に高知大学医学部整形外科教授に着任し、2020年より高知大学教育研究部医療学系臨床医学部門部門長を併任。日本整形外科学会、日本膝関節学会、日本人工関節学会、日本関節病学会、日本運動器疼痛学会などの理事も務める。専門は変形性膝関節症、スポーツ障害、人工関節手術、運動器疼痛、リハビリテーション医学など。全国から膝の痛みを抱える患者さんが後を絶たない。膝の痛みに対する新しい治療法の研究もおこなっている。

健康ライブラリー

名医《めいい》が答《こた》える！　変形性膝関節症《へんけいせいひざかんせつしょう》　治療大全《ちりょうたいぜん》

2023年11月14日 第1刷発行

監　修　池内昌彦（いけうち・まさひこ）

発行者　髙橋明男

発行所　株式会社講談社

〒112-8001　東京都文京区音羽二丁目12-21

電話　編集　03-5395-3560

販売　03-5395-4415

業務　03-5395-3615

KODANSHA

印刷所　株式会社KPSプロダクツ

製本所　株式会社国宝社

ISBN978-4-06-533443-0

N.D.C.494 158p 19cm